La vida de pie y en movimiento

Dra. MÓNICA COCCOZ

La vida
de pie y
en movimiento

*La base para lograr movilidad
física y mental*

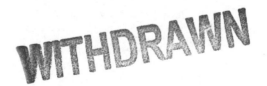

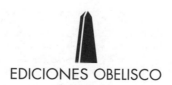

EDICIONES OBELISCO

Si este libro le ha interesado y desea que le mantengamos informado
de nuestras publicaciones, escríbanos indicándonos qué temas son de su interés
(Astrología, Autoayuda, Ciencias Ocultas, Artes Marciales, Naturismo, Espiritualidad,
Tradición…) y gustosamente le complaceremos.

*Los editores no han comprobado la eficacia ni el resultado de las recetas, productos, fórmulas
técnicas, ejercicios o similares contenidos en este libro. Instan a los lectores a consultar
al médico o especialista de la salud ante cualquier duda que surja. No asumen, por lo tanto,
responsabilidad alguna en cuanto a su utilización ni realizan asesoramiento al respecto.*

Puede consultar nuestro catálogo en www.edicionesobelisco.com

Colección Salud y Vida natural
La vida de pie y en movimiento
Mónica Coccoz

1.ª edición: noviembre de 2020

Maquetación: *Marga Benavides*
Corrección: *TsEdi, Teleservicios Editoriales, S. L.*
Diseño de cubierta: *Isabel Estrada*

© 2020, Mónica Coccoz
Derechos negociados a través de Bookbank
Ag. Lit., www.bookbank.es
(Reservados todos los derechos)
© 2020, Ediciones Obelisco, S. L.
(Reservados los derechos para la presente edición)

Edita: Ediciones Obelisco, S. L.
Collita, 23-25 Pol. Ind. Molí de la Bastida
08191 Rubí - Barcelona - España
Tel. 93 309 85 25
E-mail: info@edicionesobelisco.com

ISBN: 978-84-9111-642-4
Depósito Legal: B-17.970-2020

Impreso en Gráficas 94, Hermanos Molina, S. L.
Polígono Industrial Can Casablancas
c/ Garrotxa, nave 5 - 08192 Sant Quirze del Vallès - Barcelona

Printed in Spain

Agradecimientos

Este libro es el resultado de un camino recorrido, del esfuerzo personal y del aprendizaje que me ha dado esta profesión que amo; sin embargo, hubiese sido imposible de llevar a cabo sin el apoyo, el acompañamiento, el cariño e inspiración de las siguientes personas a las que quiero agradecer:

Vilma Coccoz, por sus ideas, apoyo e impulso.

Juan Ignacio Etxart, autor del prólogo, por su amable colaboración.

Ivanna Grzina, por su apoyo.

Carlos Duartte, ilustraciones del libro.

Alicia González Sterling, agente literaria.

Juan Macchegiani y Alex Sharpe, equipo de informática.

Pablo Vallone.

Amigos y compañeros de trabajo, por el entusiasmo para que pueda avanzar con este proyecto.

Amigos y compañeros del equipo de entrenamiento, ejemplo de esfuerzo, disciplina y constancia para poder lograr un objetivo.

Amigos y compañeros de la vida saludable y sostenible, cuyo apoyo y cariño constante me dan mucha fuerza para seguir adelante.

Para poder incluir a todos los que deben estar, el agradecimiento eterno a mis abuelos y a mis padres, porque la historia de la familia ha sido siempre dedicar sus vidas a mantener los valores y a trabajar incansablemente en pos de una vida digna, buscando mejorar el lugar donde estaban con benevolencia, creatividad, eficiencia e ideas propias.

Prólogo

El cuerpo humano tiene un diseño dinámico pensado para la actividad, en la que encuentra su sentido nuestra biología.

La evolución de los humanos está unida a la necesidad de nutrirse y ello nos obligaba a movernos continuamente para cazar y desarrollar sus actividades motrices.

En las sociedades modernas, las tecnologías han hecho posible que las máquinas nos ayuden a moderar, incluso evitar, el esfuerzo físico, y de esta manera comienzan a evidenciarse las consecuencias de una vida cada vez más sedentaria y de una alimentación sobreprocesada.

Es el tiempo de pensar en una vida en la que dediquemos un espacio al día, incluso en el trabajo, al ejercicio físico que ayude al cuerpo a recuperar sus esencias motoras de forma que nos lleven a una existencia más plena y saludable.

Incluso para pensar, eso que es tan necesario para llegar a una armonía cuerpo-mente, es necesario un ejercicio moderado al día y adaptado a nuestras posibilidades reales.

En la Grecia antigua, el filósofo Aristóteles creó la Escuela Peripatética en la que el maestro paseaba con sus discípulos comentando y reflexionando acerca de la vida.

Con ello se proponía aunar pensamiento y paseo. Caminar y pensar la vida.

«El estilo de vida activo» que integra la actividad física en las actividades de la vida cotidiana es el plan de Mónica Coccoz: estar más tiempo de pie, actividad física regular, caminar y comer como nuestros abuelos, evitando alimentos muy elaborados con grandes dosis de sales, azúcares y conservantes.

«Se trata de crear y construir paso a paso tu propio estilo de vida y mantenerlo cada día», comenzando por no marcarse grandes objetivos, sino introduciendo el sencillo paseo, el andar diariamente, incluido ese ejercicio en el espacio de trabajo con un simple «estar más tiempo de pie».

Pensar un ejercicio a tu medida para pensar mejor una buena salud. Te lo mereces.

JUAN IGNACIO ETXART

Introducción

Estamos diseñados para movernos

Con este libro, podrás incorporar un plan que te permita ir incrementando de forma progresiva el tiempo que dedicas a trabajar de pie y, al mismo tiempo, conseguirás aumentar el nivel de actividad física dentro de la jornada laboral o fuera de ella. Estar más tiempo de pie y una actividad física regular son claves para mejorar la salud, el nivel de energía y el bienestar. En suma, conquistar un estilo de vida que integre el movimiento en tu vida diaria.

Ello incluye trabajar de pie/sentado en forma alternada e incorporar pausas activas con tareas para estar más tiempo de pie y buscar recreos frecuentes para el movimiento incorporando el ejercicio regular incluso durante la jornada de trabajo.

Se trata de construir paso a paso tu propia fórmula de estar activo y mantenerla cada día.

La felicidad en movimiento

La práctica de actividad física debe producir disfrute y satisfacción y de esta manera colaborar en hacer felices a las personas.

Desde mi infancia, la actividad física fue para mí una búsqueda de libertad, me procuraba bienestar y alegría. Mi madre siempre me apoyó en esa búsqueda y pronto aprendí a andar en bicicleta en la vereda de mi casa. Las idas al río con mis padres y hermanos eran muy esperadas por mí para disfrutar del agua, el sol y la arena blanca.

Ir al campo para acompañar a mi padre en sus tareas, juntar un ramo de margaritas silvestres, ver el sol en el horizonte me hacía muy feliz.

En cierta ocasión fui de vacaciones a casa de una tía que vivía en un pueblo cercano. Allí aprendí a nadar y comencé a jugar partidos de básquet.

Conservo muchos recuerdos ligados al desarrollo de actividades físicas y al disfrute de la naturaleza en mi tierra de Entre Ríos, plena de paisajes agrestes y verdes. Llevo en el corazón los paseos en bicicleta para ver el atardecer o salir a correr bien temprano, en pleno invierno, varios kilómetros y así disfrutar del amanecer.

Estudiar **Medicina** me dio la formación y el conocimiento sobre las enfermedades y todo indicaba que iba a especializarme en clínica médica.

Sin embargo, algo me llevó a buscar otro camino: yo quería trabajar en la prevención de enfermedades para evitar que los pacientes llegaran al hospital, y encontré la **Medicina del Deporte** que en aquel entonces, en mi país, recién comenzaba como especialidad.

El estudio y trabajo con atletas de élite y deportistas me hizo descubrir otra medicina y otra forma de vida. Los principios del entrenamiento físico ligados a la fisiología del ejercicio (que hoy es clave para prevenir y tratar patologías) y a la nutrición inauguraban un campo de experimentación muy prometedor.

Trabajé evaluando atletas en un «laboratorio de fisiología del ejercicio» donde también se realizaban «test de campo» y en base a los resultados se daban recomendaciones del entrenamiento que debía seguir el deportista, junto con un plan de alimentación saludable.

Esta formación profesional como fisióloga del ejercicio me permitió conocer también los efectos del ejercicio en mi propio cuerpo y selló el objetivo de mi vida profesional para siempre. En esos años, yo tenía una mitocondria o un zapato de deporte como único pensamiento. No fue nada fácil; sólo la insistencia en querer encontrar un camino nuevo y propio me llevó a lo que entonces en mi país no existía: la **Promoción de la Actividad Física en las empresas.** Me inspiró un trabajo de Roy Shepard de la Universidad de Toronto en el que se implementaba, adaptándola, la misma batería de test aplicada a los deportistas y atletas de élite para dar pautas de entrenamiento a los operarios en fábricas y plantas productivas en su país.

Yo inicié esta nueva etapa en DuPont Argentina, y desde entonces, hace ya más de veinte años, me dediqué a la **Promoción de la Salud y de la Actividad Física en el trabajo.**

La **Ergonomía** surgió como una búsqueda, un nuevo camino asociado a la fisiología del ejercicio y del trabajo. Incorporarla me aportó conocimientos clave sobre esta especialidad: la Ergonomía de Planta y la Ergonomía de Oficina, para lograr que las personas mejoren sus condiciones en el puesto de trabajo siempre manteniendo una mirada integral asociada a los **hábitos de vida saludable.**

Realizando evaluaciones y capacitaciones sobre ergonomía de oficina en diferentes lugares (oficinas, *call centers*), he alcanzado a medir los efectos del sedentarismo. Utilizo desde hace tiempo un **cuestionario de molestias** que ha sido de gran ayuda en esta tarea.

Algunas conclusiones a las que he llegado coinciden con la literatura médica de referencia en estos temas y me sirvieron de inspiración para la construcción del libro:

Las **personas que tienen una actitud activa** y buscan oportunidades durante la jornada para estar de pie y moverse presentan menos molestias, dolor de espalda o fatiga.

Las **personas deportistas** o que mantienen una vida activa y realizan un plan de actividad física es menos probable que tengan molestias y TMEs (trastornos musculoesqueléticos) asociados al puesto de trabajo.

El mito de la silla ergonómica es otro hallazgo constante de las evaluaciones. La silla es necesaria, pero a la vez absolutamente insuficiente para prevenir los problemas ergonómicos en los puestos de trabajo sedentarios.

En mi experiencia obtuve una visión más dinámica sobre las **pausas activas** de oficina, principalmente en los puestos como *call centers*. La clave en estos casos es salir con frecuencia de las posturas estáticas (mucho tiempo sentado) y aprovechar las oportunidades para realizar ejercicios de movilidad que estimulen la circulación. Los ejercicios de estiramientos pueden ser complementarios, pero la prioridad es moverse, caminar en el sector o realizar pequeñas rutinas, tal como se muestra en este libro.

Hoy la vida me está dando una nueva oportunidad al permitirme construir **nuevos proyectos** que voy diseñando para las empresas, algunos de los cuales están incluidos en este libro. Es el resultado de toda una vida de búsqueda, estudio y dedicación con el propósito de contribuir a que las personas trabajen sanas y felices toda su vida.

Se trata de un camino único e irrepetible; hoy puedo asegurar que ha valido la pena y el esfuerzo. Te invito y animo a participar de él.

Como dice el cantante uruguayo Jorge Drexler en una canción que para mí es un himno: «Estamos vivos porque estamos en movimiento. Si quieres que algo muera, déjalo quieto».

No hay tiempo que perder. Muévete por tu vida y sé feliz.

Dra. Mónica Coccoz
Médica, Deportóloga
Especialista en Fisiología del Ejercicio

Guía de uso

El libro está dividido en cinco partes para facilitar la implementación del programa completo:

PRIMERA PARTE Demasiado tiempo sentado (posturas estáticas y sedentarismo)	**SEGUNDA PARTE** El movimiento es la mejor medicina

TERCERA PARTE
Ponerse de pie y moverse mientras trabajas

CUARTA PARTE
Actividad física y vida activa

QUINTA PARTE
Anexos

El libro en cinco partes

Al realizar capacitación de ergonomía en oficinas es esencial incluir adicionalmente recomendaciones sobre movilidad y actividad física regular, ya que ambas son fundamentales para personas que efectúan trabajos sedentarios.

Teniendo en cuenta este concepto y para facilitar la implementación del programa completo, el libro está dividido en cinco partes.

Los riesgos del sedentarismo como prioridad

En el ámbito de una oficina se superponen problemas técnicos, ergonómicos y de capacidad física. En este libro se van a abordar algunas de estas cuestiones, pero manteniendo como prioridad el enfoque sobre los riesgos ergonómicos del sedentarismo. **La tendencia mundial a usar escritorios que permitan trabajar de pie** una parte de la jornada como una forma de ayudar a prevenir estos riesgos parece ser un avance ergonómico muy prometedor y debería ser difundido para inspirar a las personas que tienen trabajos sedentarios (en oficina o en sus hogares) a incorporar en forma progresiva lo que en algunos países ya es una modalidad estándar.

PRIMERA PARTE

Demasiado tiempo sentado (posturas estáticas y sedentarismo)

Demasiado tiempo sentado (posturas estáticas y sedentarismo)

El aumento de la utilización de ordenadores y dispositivos móviles en el trabajo ha experimentado un crecimiento exponencial durante los últimos años; un informe de la Organización Internacional del Trabajo (OIT) de 2019 advierte que esta modalidad de trabajo aumenta el riesgo de trastornos musculoesqueléticos (TMEs), de fatiga visual, obesidad, cardiopatías; y recomienda considerar la fisiología y hacer pausas durante el uso continuado del ordenador. (106)

Hay datos estadísticos que lo confirman. Entre el 10 % y el 60 % de los trabajadores que ocupan puestos de trabajo en oficinas padecen trastornos de tipo musculoesquelético (TMEs), y entre las partes del cuerpo más comúnmente afectadas, están las **extremidades superiores**, el **cuello** y la **espalda. (111, 112)**

Estos datos se refieren a personas que trabajan sentadas.

Los trastornos musculoesqueléticos (TMEs) abarcan más de 150 diagnósticos del sistema locomotor, afectan a músculos, huesos, articulaciones y tejidos asociados (tendones, ligamentos). Pueden abarcar desde traumatismos repentinos y de corta duración (contracturas y distensiones) hasta enfermedades crónicas que causan dolor e incapacidad permanentes, siendo el dolor lumbar la causa más frecuente de discapacidad en el mundo. (108)

El dolor y la reducción de la movilidad son comunes a todos los trastornos musculoesqueléticos y el cansancio suele ser la manifestación temprana de TMEs. El dolor suele ser persistente cuando la afección ya es crónica, con limitación de la movilidad, la destreza y la capacidad funcional. La persona ve reducida entonces su capacidad para trabajar, afectando la salud y el bienestar. (108)

La evidencia muestra que las personas que se sientan mucho en comparación con las que no lo hacen tienen un riesgo mucho mayor de TMEs, reducción de la función cognitiva, aumento de la circunferencia de cintura, ansiedad, fatiga y baja calidad de vida. (117)

Efectos de la postura estática: fragilidad osteomuscular y fatiga visual

La carga estática en cualquier postura tiene como resultado la reducción de la circulación sanguínea debido a la inactividad muscular.

La evidencia sugiere que las posturas estáticas pueden estar asociadas con un aumento en el riesgo de lumbalgia. (116)

El uso del ordenador incide en el tiempo que se pasa en una postura estática con los ojos fijos en la pantalla aumentado el riesgo de trastornos musculoesqueléticos y de fatiga visual. (21)

La postura estática y la inmovilidad tienen efectos negativos inmediatos en la función del sistema osteomuscular, metabólica y del cerebro, produciendo fatiga, pérdida de funcionalidad muscular, de los tendones y ligamentos y disminución de la capacidad cognitiva (concentración, aprendizaje, memoria).

Uno de los riesgos emergentes más graves está asociado con el uso de ordenadores portátiles. Trabajar con ordenadores portátiles durante mucho tiempo impone una postura de trabajo extenuante si no se toman medidas.

Sedentarismo: niveles insuficientes de actividad física

Según la Organización Mundial de la Salud, el sedentarismo es uno de los factores de riesgo de mortalidad más importantes a escala mundial y afecta al estado general de salud de la población en todo el planeta. (1)

Las personas que trabajan en oficinas o en sus hogares con ordenadores pasan del 70 % al 80 % del tiempo sentadas. (25)

Las intervenciones para reducir el tiempo sentado durante la jornada de trabajo están en plena expansión y se ha demostrado la eficacia de este tipo de medidas para reducir el sedentarismo, mejorar la salud y la calidad de vida de los trabajadores. (25)

SEGUNDA PARTE

El movimiento es la mejor medicina

El movimiento es la mejor medicina

Según la Organización Mundial de la Salud, «la salud es un estado completo de bienestar físico, mental y social, y no solamente la ausencia de afecciones o enfermedades». (120)

Este libro propone mejorar la salud a través del aumento de la movilidad y de la actividad física.

Los beneficios de la vida activa y de la actividad física relacionados con la salud son amplios y van más allá que cualquier fármaco. La Academy of Medical Royal Colleges ha descrito la actividad física como un «milagro curativo». (114)

El objetivo es incorporar el movimiento como una estrategia preventiva clave y lograr una mejoría notable en tu salud y bienestar. Todo lo que necesitas es ponerte de pie y moverte más durante las actividades de la vida diaria y en cada oportunidad que se te presente.

Según la Organización Mundial de la Salud (OMS) debemos acumular un mínimo de **dos horas y media semanales** de actividad física aeróbica moderada, o bien **una hora y media de actividad física aeróbica intensa** cada semana, o bien una combinación equivalente de actividades moderadas e intensas. **Además, dos veces o más por semana,** debemos realizar actividades de fortalecimiento de los grandes grupos musculares. (36, 114, 121)

Efectos inmediatos de ponerse de pie y moverse

Los estudios han demostrado que los trabajadores de oficina que han reducido el tiempo sentado (al menos una hora por día) y pasan más tiempo de pie y moviéndose con más frecuencia se sienten con más energía, más enfocados y productivos, manifiestan menor fatiga después de la jornada de trabajo, menos molestias lumbares, de cuello y de hombros, mayor concentración y menos estrés. (171)

Beneficios inmediatos de ponerse de pie y moverse

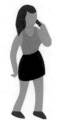

- Se activa la relación músculo-cerebro (despertando cuerpo y mente).
- Mejora el estado de ánimo y la energía.
- Mejora la concentración.
- Mejora el equilibrio y la postura.
- Baja el estrés y la ansiedad.
- Aumenta la circulación sanguínea aportando mayor cantidad de oxígeno a las células.

Los músculos como motores de la salud y la energía

Cualquier aumento de la actividad física es beneficioso.

En reposo, el flujo sanguíneo en el músculo es bajo y la mayoría de los pequeños vasos sanguíneos (capilares) que los abastecen están cerrados. Con el movimiento, la actividad muscular comienza, el flujo sanguíneo de los músculos aumenta y los vasos sanguíneos se abren. Entonces circula más sangre hacia los músculos y las concentraciones de **oxígeno** en la sangre aumentan. Los capilares se ensanchan y esto les permite **llevar más oxígeno** a todas las partes del organismo y transportar fuera los productos de desecho.

Por lo tanto, la actividad muscular es clave y tomar medidas como comenzar a restarle 20 minutos al sedentarismo todos los días (114) y a moverte más es muy importante. Cuando las personas están de pie, aunque no realicen grandes movimientos, el cuerpo funciona distinto y es mucho mejor que quedarse sentado. (118)

Estar de pie te invita a desplazarte, aunque sean unos pocos pasos, y esa actividad liviana ya alcanza para romper la inmovilidad, previniendo problemas de salud asociados al sedentarismo (118) y produciendo mejoras notables e inmediatas a nivel físico y mental.

En reposo, el flujo sanguíneo en el músculo esquelético es bajo y la mayoría de los pequeños vasos sanguíneos (capilares) que los abastecen están cerrados. Con sólo ponerte de pie y moverte, se activan los principales grupos musculares, el flujo sanguíneo aumenta y los capilares se abren.

La vida de pie y en movimiento contiene consejos y guías que te ayudarán a obtener los innumerables beneficios que produce la movilidad frecuente durante el día, sentarte menos (el objetivo es moverte cada 30 minutos si estás trabajando con un ordenador) para sentirte más energizado y focalizado. (171)

El proyecto SMArT Work (Stand More AT work) (171) es uno de los recursos recomendados en el libro; se trata de un kit gratuito disponible en Internet (en inglés) para ayudar a los empleados a sentarse menos y moverse más en el trabajo. Puedes consultar el kit de herramientas individual para obtener una lista de aplicaciones de autocontrol y avisos. Dispone de herramientas para que los empleados logren estar más tiempo de pie en el trabajo y puedan sentirse más energizados y concentrados.

Los múltiples beneficios de moverte con frecuencia durante el día

Cualquier actividad que rompa la postura sedentaria con suficiente actividad muscular en las piernas tiene un beneficio potencial para la salud. Con un solo estímulo (ponerte de pie y moverte) se pueden reducir inmediatamente los niveles de glucosa y triglicéridos en sangre. (109)

Mantenerte activo durante el día mejora la salud de los ojos, aumenta la memoria y mejora la salud a través de las diversas adaptaciones del músculo esquelético al ejercicio. (121)

El aumento de la actividad regular produce cambios beneficiosos en la composición corporal (reduce la adiposidad visceral), mejora la función metabólica y tiene efectos antiinflamatorios que resultan en la reducción de la inflamación sistémica. Estos cambios protegen de las enfermedades crónicas. (114)

Levántate brevemente a intervalos regulares: tu mente y tu cuerpo te lo agradecerán.

El cerebro necesita el movimiento

Moverse es una actividad tanto cognitiva como física. Es decir, no es actividad automática.

Moverte y pensar (efecto aditivo): un número creciente de investigaciones sugiere que el ejercicio que estimula cognitivamente puede beneficiar al cerebro más que el ejercicio que no genera tales demandas cognitivas (por ejemplo, es mejor caminar al aire libre que en una cinta del gimnasio). Ya se conocen las vías fisiológicas que unen el cerebro y el músculo que indican que el ejercicio puede ayudar a mantener la mente aguda de por vida. (173)

El movimiento es energía, es aprendizaje y es vida

El conocimiento actual de cómo el cerebro percibe el ejercicio, cómo la cognición y el estado de ánimo mejoran por el músculo activo es aún limitada, pero estudios recientes sugieren la existencia de un bucle **endocrino músculo-cerebro. (117)** El músculo esquelético en funcionamiento secreta mioquinas o expresa factores musculares que mejoran la función de áreas del cerebro directamente o mediante el efecto del BDNF (que es un «fertilizante cerebral»). Se está acumulando evidencia de que la actividad muscular mejora la producción de BDNF y, por lo tanto, la memoria y el aprendizaje. (117, 173)

Activar tus músculos y tu cerebro

Puedes realizar estímulos que permiten despertar la musculatura y facilitar el cambio de información entre los músculos y el cerebro para **aumentar** la circulación sanguínea y la capacidad cognitiva, reducir el estrés y la ansiedad utilizando el movimiento. La unión inmediata entre músculo y cerebro produce un intercambio que se traduce en mejoras metabólicas, circulatorias, cardiovasculares, visuales, cognitivas. (117)

Movimiento y cognición (beneficios mentales)

Los estudios científicos cada día están obteniendo pruebas adicionales de que «el ejercicio es medicina». (121)

La actividad física tiene muchos efectos beneficiosos en la salud del cerebro que contribuyen a disminuir los riesgos de depresión y estrés y desempeñan un papel en la restauración y mantenimiento de la función cognitiva y metabólica. (117)

Mantenerte activo durante el día tiene efectos positivos en el aprendizaje, la memoria y la atención; mejora la velocidad de procesamiento, las funciones ejecutivas, el tiempo de reacción y aprendizaje de idiomas. Aumenta las habilidades motoras y de de aprendizaje, mejorando los resultados de pruebas cognitivas y el logro académico en niños y adolescentes. (117)

Los efectos beneficiosos de la **actividad muscular** en la cognición se han demostrado principalmente con el ejercicio aeróbico. (117)

Al moverte, aumenta la liberación de serotonina, lo que da como resultado que mejores los ciclos de sueño, que reduzcas el dolor y **logres de forma inmediata** una mejor sensación de bienestar general.

Otro beneficio de moverte con frecuencia es la reducción de la presión arterial y las respuestas cardiovasculares ante situaciones estresantes. También liberas endorfinas (estimulan el sistema inmunológico) y dopamina (aumenta nuestra sensación de placer y satisfacción), y lo más importante **es el aumento del suministro de oxígeno al cerebro**, lo que mejora la función cognitiva. (129)

Planes de autogestión de la salud y el bienestar

Trabajar de pie

Las personas inactivas que pasan mucho tiempo sentadas en el trabajo no logran suficientes estímulos en los órganos para mantener las estructuras y funciones que garantizan un buen estado de salud.

Además, como si esto fuera poco, si estás mucho tiempo sentado, puedes sentir cansancio más fácilmente y aumentar la ingesta de hidratos de carbono (golosinas, dulces) para mantener la energía con el riesgo de producir una hipoglucemia reactiva, (148) lo que lleva a seguir comiendo (picoteo constante).

Esta conducta produce un estado proinflamatorio que puede afectar las capacidades cognitivas.

Pero si te pones de pie, este sistema entra en crisis, porque los músculos necesitan mayor flujo sanguíneo para lograr mantener el cuerpo de pie y el cerebro también se beneficia.

Pensar sobre tus pies es la forma óptima de mejorar tu energía y tu rendimiento.

Dificultades en la implementación de planes de vida saludable

Todo **plan nuevo** genera múltiples **resistencias** (oposiciones) y **temores.**

Puedes tener resistencia a las pausas de movilidad por el cambio importante del estilo de vida que ello implica.

Las resistencias y los temores los generan los cambios de rutina.

Los planes de autogestión pueden mitigar y disminuir dichas resistencias y temores porque son **voluntarios** y son **individuales** (personalizados).

Por otro lado, no alteran ni el orden ni los tiempos de tus tareas y rutinas cuando estás trabajando.

La **autogestión** puede ser individual o de un equipo de trabajo. Un equipo puede decidir adoptar un plan saludable dentro de su equipo de trabajo. (152) Por ejemplo, incorporar una opción de alimentación saludable al menú o realizar reuniones activas con estímulos breves de actividad física.

Aumento de la movilidad (individual y autodirigida)

Las investigaciones están mostrando en forma creciente que las pausas activas durante el trabajo aumentan el bienestar y el rendimiento de los empleados. Sin embargo, la mayoría de los estudios muestran diseños y métodos muy heterogéneos y no existe un modelo teórico estándar para diseñar e implementar pausas activas en el trabajo. (115)

El plan que propone este libro es un **modelo autorregulable de la movilidad y del ejercicio; (136)** ambos tienen un abordaje médico-preventivo que busca aumentar el tiempo de pie y en movimiento durante la jornada (dentro y fuera del trabajo) para lograr ganarle la partida al sedentarismo, a la fatiga visual y a las posturas estáticas.

Desde hace más de veinte años, he podido comprobar que el ejercicio es realmente la mejor medicina y que lograr que la persona se mueva más era siempre el objetivo de prioridad para mejorar su salud (en lugar de pedirle que baje de peso como primer medida, por ejemplo), ya que éste debe ser un resultado y no un objetivo si deseamos que la persona realice actividad física **a largo plazo** y logre mantenerse saludable toda su vida.

Todas las opciones propuestas en este libro mejoran la salud y el bienestar en forma inmediata a través de una nueva forma de trabajo y de vida, reduciendo el tiempo sentado y sedentario, trabajando más tiempo de pie y/o en movimiento, donde podrás incluir de forma continua y frecuente momentos para estar de pie y en movimiento, realizando una actividad ligera frecuente como son los pequeños desplazamientos o con una rutina muy breve de ejercicios durante el día, siempre de modo autodirigido.

Al comprobar los efectos positivos que produce este cambio, vas a tomar conciencia del tiempo sentado y de los efectos negativos que causa y comenzarás con un cambio personal maravilloso al comprobar los resultados que se obtienen aumentando el nivel de actividad durante la jornada de trabajo.

Dos recursos para aumentar la movilidad: la pileta y la bicicleta fija

Un excelente recurso: la pileta

La natación o simplemente realizar ejercicios en el agua (caminar en el agua o clases de *aquagym*) es una muy buena forma de hacer ejercicio aeróbico con regularidad.

La pileta permite hacer ejercicio sin aumentar el esfuerzo ni los dolores de los músculos o articulaciones. (147)

Te recomiendo hacer ejercicio en el agua porque ofrece muchos beneficios para la salud física y mental, es muy placentero y excelente alternativa para comenzar.

Tan sólo de 10 a 15 minutos de movimiento en el agua son suficientes para lograr bienestar.

Para personas con sobrepeso, la pileta es el mejor ejercicio para empezar.

Con un plan de ejercicio aeróbico en intervalos (tal como se presenta en el libro), puedes realizar estímulos de apenas 1 minuto de duración seguido de una pausa de recuperación e ir aumentando gradualmente la cantidad a medida que mejoras tu capacidad funcional; esto significa que de forma natural vas a ir aumentando gradualmente el tiempo (volumen de trabajo) con resultados maravillosos e increíbles, tales como lograr nadar 40 minutos continuos, reducir o conseguir dejar la medicación (indicada por distintas causas).

Otro recurso: la bicicleta fija

Hacer bicicleta fija es otra excelente opción de fácil acceso para beneficiar tu corazón y de bajo impacto sobre tus articulaciones. (177)

En caso de que lo necesites, puedes hacer todas las **pausas de movilidad** mientras trabajas en una bicicleta fija.

Por ejemplo, puedes hacer las **pausas de movilidad de 2 minutos** en la bicicleta fija.

También ayuda a hacer las pausas de movilidad en lugares cerrados cuando las condiciones del exterior no son adecuadas. Por ejemplo, cuando hay problemas de inseguridad, polución ambiental, tormentas de nieve de varios días, falta de espacios verdes, si vives o trabajas en un apartamento, etc.

La mayor ventaja de la bicicleta fija es su fácil uso y ayuda a incorporar momentos de movilidad a las personas que no están preparadas para hacer ciclismo o usar bicicleta en la ciudad.

Reuniones activas y sostenibles (ejemplo de autogestión de equipos)

Incorporar movimiento en las reuniones es una de las propuestas de Harvard para mejorar las reuniones de trabajo: realizando reuniones activas y dinámicas con opciones saludables de alimentos y bebidas, alternando periódicamente el tiempo sentado y de pie, animando a las personas a caminar y utilizar las escaleras en lugar del ascensor como parte de las reuniones activas y sostenibles. (128)

Pausas de movilidad

Es esencial que puedas implementar pausas de movilidad para prevenir las posturas estáticas y sedentarias, que logres estar más activo dentro y fuera del horario laboral.

En algunos países de Europa ya se habla de interrumpir y disminuir el tiempo sedentario. (118)

Las pausas de movilidad te permiten aprovechar todas las oportunidades para moverte.

Se trata de ver el movimiento como una oportunidad y no como un esfuerzo, acumulando la mayor cantidad de actividad física ligera posible en las tareas cotidianas (en los desplazamientos, en el lugar de trabajo, en las tareas domésticas y en las actividades de ocio).

Movimiento incidental *(Incidental movement):* hay estudios sobre el impacto de la actividad física incidental (movimiento sin hacer ejercicio, estar de pie, moverse más) y de actividades integradas en el estilo de vida activo para realizar las tareas, incorporando actividad ligera y caminatas incidentales. (170)

La Organización Mundial de la Salud (OMS) ratificó que el ámbito laboral es un espacio adecuado para la promoción de la salud y que las pausas activas son una de las principales herramientas de la salud ocupacional. (137)

Al iniciar un plan de pausas de movilidad, vas a lograr mejorar tu salud al disminuir el tiempo de trabajo sentado y el uso intenso de pantallas.

Objetivos de las pausas de movilidad en el trabajo

- Aumentar la movilidad durante tu jornada de trabajo (oficina/hogar).
- Prevenir molestias/dolor de cuello y de columna (cervicalgia y lumbalgia).
- Disminuir el tiempo sedentario y las posturas estáticas durante la jornada laboral.
- Mejorar el confort y el bienestar.

Pausas activas: diferentes formatos

Durante el Congreso Latinoamericano de Ergonomía (Buenos Aires, 2019), quedó claro que había muchos tipos de pausas activas. (138) Este dato se puede confirmar en la bibliografía. (141) Existen diversos tipos de pausas y cada uno se distingue por la duración, frecuencia e intensidad. Ejemplos: ejercicios de activación, entrada en calor, recuperación postcompetencia (atletismo), pausas de movilidad, pausas activas estándar en las empresas, etc.

Diferentes diseños de pausas activas
* Ejercicio de activación neuromuscular (atletismo, running).
* Entrada en calor (deportes).
* Recuperación post competencia (atletismo).
* Pausa activa de recuperación durante el entrenamiento en intervalos (atletismo).
* Pausas de movilidad.
* Pausas activas estándar en las empresas (grupales, asistidas).
* Pausas postreunión.
* Recreos en las escuelas.
* Etc.

Dos modelos de pausas activas (para hacer en oficina y *call centers*)

1. **Pausas activas tradicionales:** son pausas estructuradas, generalmente asistidas por profesores de educación física, donde la persona deja de hacer sus tareas y realiza la rutina en el sector o en el lugar asignado para ese fin; la duración generalmente es de 10 o 15 minutos y son grupales.

2. **Pausas de movilidad:** son pausas no estructuradas y auto-dirigidas. La persona las realiza sin interrumpir el trabajo, ya que incorpora el movimiento eligiendo opciones activas (por ejemplo: usar la escalera, hablar por teléfono de pie, ir a hablar con un compañero en lugar de enviarle un mensaje por WhatsApp, ponerse de pie y moverse, trabajar de pie, realizar ejercicios en el puesto, hacer estiramientos, aprovechar el momento del almuerzo para caminar).

Beneficios de las pausas de movilidad

- **Previene los efectos del sedentarismo y de las posturas estáticas.**
- **Aumenta** la sinergia osteomuscular (las molestias y malas posturas causan desequilibrio osteomuscular), disminuyendo las molestias y dolores.
- **Previene** cervicalgias y lumbalgias.
- **Mejora la postura y composición corporal.**
- **Mejora la salud cardiometabólica.**
- **Mejora** la salud vascular y la biología celular (esto produce mayor nivel de energía).
- **Ayuda a mejorar el rendimiento físico y muscular.**
- **Asegura** una mayor y mejor coordinación, fuerza y flexibilidad.
- **Previene la fatiga visual.**
- **Activa y aumenta el número de conexiones neuronales** (mejora la salud del cerebro).
- **Ayuda** a reducir el estrés y la ansiedad.
- **Mejora** el tono muscular y aumenta la circulación sanguínea.
- **Mejora de circulación** de oxígeno y su llegada al cerebro.
- **Mejora la capacidad cognitiva** (memoria, aprendizaje).

- **Aumenta** la circulación cerebral aportando mayor cantidad de oxígeno al cerebro.
- **Aumenta** la concentración y la capacidad mental de respuesta.
- **Mejora** el estado de ánimo.
- **Renueva la energía y la mente.**
- **Mejora el confort y bienestar.**

Beneficios de la autorregulación de las pausas de movilidad

La autorregulación de la actividad física está reconocida como unos de los factores más importantes en los modelos teóricos.

La **autorregulación** (planificación, programación y comportamientos que sean autodirigidos) ha sido indicada como el mediador más fuerte entre las intervenciones de actividad física y de los cambios de comportamiento relacionados con la actividad física en una población adulta sana. (136)

En un estudio realizado en Japón, se demostró que la **autorregulación** de la actividad física durante la jornada laboral se asocia positivamente con puntuaciones más altas del nivel de actividad física entre los trabajadores de oficina. (136) Los resultados a corto plazo incluyen disminución del estrés, mejor salud cognitiva, mejor salud vascular y metabólica, disminución de la fatiga visual, disminución de cervicalgias, mejor confort y bienestar.

Asimismo, es de gran importancia poder implementar un modelo de pausa de movilidad desde un abordaje médico-preventivo.

Desde un concepto médico, la pausa de movilidad implica acumular la mayor cantidad de actividad física posible en las tareas cotidianas, en los desplazamientos, en el lugar de trabajo, tareas domésticas y actividades de ocio.

El abordaje médico promueve todo tipo de pausas de movilidad, las cuales duran desde 15 segundos hasta 1 o 2 horas e implica siempre ponerse de pie y moverse más durante la jornada, hablar por teléfono de pie en lugar de sentado, usar las escaleras en lugar del ascensor, ir hasta otro escritorio a consultar a un compañero, estar de pie en las reuniones.

De esta forma se instala el concepto de **autogestión de la movilidad** o pausas de movilidad autodirigidas, autorregulables, etc.

Pausas de movilidad de 2 minutos (ponerse de pie y moverse 2 minutos)

Las pausas de movilidad de 2 minutos se realizan a razón de una pausa de 2 minutos por hora. Estas pausas constituyen una forma de mejorar el nivel de movilidad en el horario de trabajo para después de un tiempo ingresar a un plan de pausas de movilidad.

Beneficios inmediatos de ponerse de pie y moverse 2 minutos (174, 175)

Después de hacer una pausa de movilidad de 2 minutos, la persona regresa a la silla pero está diferente: está más erguida, más lúcida y más activa.

Estos efectos son inmediatos y perduran durante la siguiente hora de trabajo.

Si la persona repite la pausa de 2 minutos en las siguientes horas de trabajo (a razón de 2 minutos por hora), su *performance* intelectual y laboral mejora notablemente.

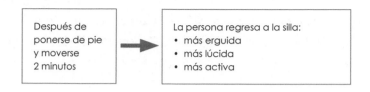

| Después de ponerse de pie y moverse 2 minutos | → | La persona regresa a la silla: • más erguida • más lúcida • más activa |

Autotest: cómo puedes saber que has logrado efectos inmediatos con las pausas de movilidad

- Test 1: Aumento de la concentración, agilidad mental y bienestar.
- Test 2: Restauración de la energía y mejor humor.
- Test 3: Disminución de la fatiga visual.

Uso de ordenador portátil a tiempo completo

El diseño de los portátiles no cumple con los requisitos ergonómicos básicos para un ordenador, debido a que el teclado y la pantalla deben estar separados, por lo que usar un ordenador portátil exige una compensación entre una mala postura del cuello/cabeza y una mala postura de la mano/muñeca.

Esto significa que se debe prestar especial atención a cómo usar el ordenador portátil, porque puede causar problemas y riesgo de TMEs. (142)

Los estudios científicos demuestran que los usuarios que trabajan con ordenadores con posturas estáticas y malas posturas de cuello tienen más probabilidades de trastornos musculoesqueléticos (TMEs), y entre los de alta prevalencia se encuentran los TMEs de cuello.

Los ordenadores portátiles (*laptops*) en usuarios a tiempo completo tienen mayor riesgo de TMEs de cuello respecto de los PCs de escritorio si los mismos se usan a tiempo completo y sin las adaptaciones ergonómicas que logren reducir el riesgo para posturas estáticas y posturas forzadas.

Dos tipos de usuario de ordenador portátil: ocasional y a tiempo completo (142)

- **Usuario ocasional** (que trabaja en su ordenador portátil por períodos cortos de tiempo).
- **Usuario de tiempo completo** (con el ordenador portátil como ordenador principal).

Los usuarios ocasionales tendrán menos riesgo de problemas que los usuarios a tiempo completo. Todos los usuarios deben prestar atención a cómo usan su ordenador portátil, pero los usuarios a tiempo completo tienen mayor riesgo de TMEs.

Recomendaciones para los usuarios a tiempo completo

La Universidad de Cornell es de referencia mundial en temas de ergonomía y brinda estas recomendaciones en su página web. (132, 142)

Para el uso de ordenador portátil en el trabajo como ordenador principal, se debe:

- **Ajustar la altura del monitor.** Coloque el ordenador en el escritorio frente al usuario para que pueda ver la pantalla sin flexionar el cuello. Esto puede requerir levantar el ordenador portátil de la superficie del escritorio utilizando una superficie de soporte estable hasta lograr la altura adecuada del monitor.

- **Usar un teclado y ratón separados.** Debería poder conectar un teclado y un ratón directamente al ordenador portátil o a una estación de acoplamiento.
- Asegurar una postura neutral de la muñeca.
- Seguir todas las recomendaciones posturales para trabajar en un puesto de trabajo de oficina con uso de PC.

Dolor de cuello y uso de ordenador portátil

Las cervicalgias (dolor de cuello) son muy comunes, con una alta tasa de prevalencia en los usuarios de PC.

Hay estudios evidentes que han analizado la asociación entre cervicalgia y uso de ordenadores portátiles (*laptops*).

Por un lado, un estudio encontró una alta prevalencia de dolor de cuello (69,3 %) debido a uso intenso de ordenadores portátiles entre estudiantes de posgrado. (146)

Las malas posturas, el tiempo prolongado de uso del ordenador portátil y la falta de *break* (mantener posturas estáticas) se encontraron como factores causales. Los autores concluyen que el conocimiento ergonómico es clave para el uso adecuado de ordenadores portátiles. (146)

Por otro lado, otro estudio evaluó la asociación entre quejas por dolor de cuello y los factores relacionados en el trabajo en usuarios de ordenadores. En este estudio, los factores causales de TMEs de cuello que estuvieron significativamente asociados fueron altas demandas de trabajo, posturas estáticas (trabajar más de 2 horas sin tomar un descanso) y falta de medidas ergonómicas en el puesto de trabajo. (144)

Pausas de movilidad preventivas

La evidencia científica ha demostrado que la movilidad y las pausas activas constituyen las medidas más importantes

para prevenir molestias, fatiga e incomodidad por posturas estáticas asociadas al trabajo con ordenadores portátiles.

Si bien la mayoría de nosotros piensa que el ejercicio es un «deporte», los estudios muestran que son las actividades físicas cotidianas, como ponerte de pie, moverte, caminar y subir escaleras, las que están más estrechamente asociadas con la mejora de la salud.

Realizar pausas de movilidad durante la jornada

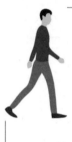

Las **pausas de movilidad** durante la jornada te van a ayudar a prevenir y eliminar dolores provocados por malas posturas y a bajar la tensión muscular y el estrés. Los cambios regulares en la postura, **ponerte de pie y moverte** y realizar estiramientos y ejercicios de movilidad son muy beneficiosos si se realizan con frecuencia y regularidad, y los resultados son inmediatos.

Siempre que sea posible, ponte de pie y muévete al menos 5 minutos por hora (lo ideal es hacerlo cada 30 minutos).

Recuerda que la estrategia de las pausas de movilidad es preventiva. Esto significa que debes realizarlas siempre, aunque te sientas bien, sin manifestación temprana o molestias. **Estate atento y muévete durante el día.** Cuando estás físicamente activo, tu cerebro recibe más oxígeno y mejora tu memoria.

Autogestión del ejercicio específico

La sugerencia es realizar el ejercicio indicado caso por caso. Por ejemplo:

- Molestias o dolor de cuello (cervicalgia)
  Realizar **ejercicios suaves de cuello** y actividad aeróbica liviana (ponerte de pie, moverte, caminar).

- Fatiga visual (cansancio visual)
  El uso de ordenadores portátiles puede aumentar el riesgo de fatiga visual produciendo varios síntomas que van desde las molestias oculares (picor, ardor, sequedad, lagrimeo, parpadeo, dolor ocular) hasta trastornos visuales (visión borrosa) y síntomas extraoculares (cefalea, vértigo, molestias cervicales, náuseas). Realizar pausas de pantalla es un factor protector.

TIP: mira con frecuencia fuera de la pantalla y enfoca un objeto en la distancia (mirar lejos descansa la vista).

- **Recomendaciones generales**
  Realizar un plan de pausas de movilidad autorregulables permite resolver caso por caso, eligiendo el ejercicio indicado a lo que necesitas en ese momento. En todos los ejercicios y rutinas de pausas activas, debes incluir tiempo para ponerte de pie y moverte con frecuencia.

Prevenir el dolor de cuello (cervicalgia)

Los estudios demuestran que los programas de ejercicio reducen el riesgo **de dolor cervical** en empleados de oficina.

Un estudio evaluó los efectos de un programa de ejercicio focalizado en estiramiento muscular y ejercicio aeróbico durante 12 meses, logrando reducir la incidencia de dolor de cuello en empleados de oficina. (127)

Los ejercicios de cuello son una parte común de prácticamente cualquier programa de tratamiento para el **dolor cervical**.

Un típico programa de ejercicios para el cuello consiste en una combinación de ejercicios de elongación y aeróbico. (122)

Los ejercicios de flexibilidad y elongación pueden expandir o preservar el rango de movimiento y elasticidad en las articulaciones cervicales (del cuello) afectadas y así aliviar la rigidez, que es lo que causa el dolor.

Como regla general, la elongación del cuello tiene mejores resultados si se hace todos los días, y algunos ejercicios de elongación deben ser realizados varias veces en un mismo día. (122)

Ponerte de pie y moverte con frecuencia es muy importante para aumentar el flujo de sangre hacia los músculos y los tejidos blandos del cuello y de la zona superior de la espalda, lo cual puede ayudar a que se aflojen los músculos y que aumente el rango de movimiento.

Los expertos también recomiendan ejercicios de estiramiento en forma regular, mínimo 2 o 3 veces por semana, realizando una entrada en calor previamente, los ejercicios de forma correcta y manteniendo cada estiramiento de 15 a 30 segundos, con 2 o 3 repeticiones. (148)

Primum non nocere (lo primero es no hacer daño)

Lo primero es no hacer daño es una máxima aplicada en medicina y debes tenerla presente en cada instante cuando realices ejercicios de cuello. Todos los ejercicios deben ser suaves, sin que produzcan molestia o dolor.

Así que comenzar a disfrutar del ejercicio, simplemente caminar una mayor cantidad de pasos cada día, protege del dolor de cuello. (143)

Y permanece siempre bajo supervisión médica ante molestias o dolor de cuello.

TERCERA PARTE

Ponerse de pie y moverse
mientras trabajas

Recomendaciones para trabajar de pie

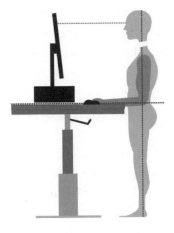

Introducción

Si te estás preparando para empezar a trabajar más tiempo de pie, lo ideal es que te lo tomes con calma y aumentes el tiempo diario gradual y progresivamente; este cambio de hábito puede llevar varias semanas o meses.

Como plan inicial, acumular una hora por día es un objetivo fácil de alcanzar. La idea es realizar parte del trabajo de pie y parte sentado.

Los expertos recomiendan acumular al menos dos horas por día de actividades realizadas de pie y actividades livianas, progresando finalmente a una acumulación total de cuatro horas para estar saludable.

Esta guía ergonómica está destinada a que puedas adaptar tu puesto de oficina (o del hogar) al trabajo alternado de pie y sentado. Contiene referencias numéricas que te permitirán ajustar alturas, distancias y ángulos para obtener un diseño ergonómico adecuado. También incluye un ejemplo de cambio del mobiliario agregando una mesita móvil.

Puedes ampliar esta información en los anexos o en las páginas webs recomendadas que se dan al final del libro.

Recomendaciones ergonómicas para trabajar de pie

Las siguientes recomendaciones cumplen con las exigencias ergonómicas y de seguridad, estándar y de referencia para el uso de cualquier ordenador. En la imagen se observa la postura correcta de un usuario trabajando de pie y se dan varias instrucciones sobre distancias y otros aspectos que deben tenerse en cuenta. (84, 119, 150, 154, 155)

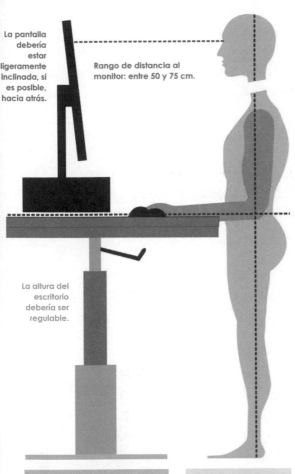

La altura de la pantalla debe quedar al nivel de los ojos. La distancia entre los ojos del usuario y la pantalla debe ser mayor de 50 cm.

La parte superior de la pantalla debería estar a la misma altura o por debajo de la altura de los ojos.

El centro de la pantalla debería estar por debajo de la altura de los ojos.

La altura del escritorio debe estar al nivel o ligeramente por debajo de la altura de los codos.

Los codos deben quedar casi en ángulo recto (90°) o mayor; el rango recomendado es entre 90° y 120°. (La altura del escritorio debe ajustarse para lograr que los codos queden en esta posición).

Muñecas/brazos. Los antebrazos deben estar apoyados en el escritorio para poder escribir en el teclado o para el uso del *ratón*.

El tiempo de pie nunca debe ser estático, sino dinámico, incluyendo movimiento y actividad liviana, aunque sean pequeños desplazamientos.

El calzado debe ser cómodo, evitar los tacones altos (mujeres). Apoyar los pies sobre una base firme.

La altura del teclado debería quedar ligeramente por debajo de la altura de los codos.

La pantalla debería estar ligeramente inclinada, si es posible, hacia atrás.

Rango de distancia al monitor: entre 50 y 75 cm.

La altura del escritorio debería ser regulable.

Se observa una excelente postura, siguiendo todas las recomendaciones ergonóminas. (84, 119, 150, 154, 155)

Nota sobre la altura del escritorio

Se recomienda regular la altura del escritorio a la altura de los codos. (84, 119, 150, 154, 155)

Cuando el escritorio o la mesa están bajos, el usuario trabaja con la columna y el cuello flexionados, lo que puede causar molestias cervicales y lumbares.

Si el escritorio o la mesa están altos, el usuario trabaja con los brazos alejados del cuerpo, lo que es también ergonómicamente incorrecto.

La importancia de una buena postura

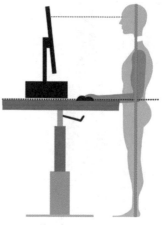

Una buena postura

TIP: Observa el apoyo de los brazos en el escritorio

Una postura neutral es una postura de trabajo confortable en la cual las articulaciones están alineadas. Trabajar con el cuerpo en esta posición reduce el estrés y el esfuerzo de músculos, tendones y sistema esquelético. También reduce el riesgo de desarrollar trastornos músculoesqueléticos (TMEs).

Las investigaciones indican que los cambios de posición frecuentes o levantarse a intervalos regulares durante el día puede reducir la fatiga y mejorar el estado de atención y la productividad. (141, 142) La buena postura va más allá de la apariencia y por añadidura tiene efectos positivos en la salud, en el humor y en la comunicación. El simple acto de ponerte derecho y rotar los hombros hacia atrás puede ayudarte a sentirte mejor todo el tiempo (156).

¿Cómo puedo mejorar mi postura cuando estoy de pie? (156, 158)

- Siguiendo las recomendaciones ergonómicas dadas anteriormente.
- Disponiendo de un espacio adecuado para ubicar el teclado y el ratón.
- Estando de pie, derecho (no encorvar la columna).
- Evitando que el abdomen sobresalga.
- Manteniendo la cabeza erguida, los hombros alineados y relajados y los codos cerca del cuerpo.

En una buena postura: (84, 119, 150, 155, 158)

- Las piernas, torso, cuello y cabeza están en línea y verticales.
- Las muñecas y manos están derechas, alineadas y paralelas al suelo.
- En esta postura, incluso se puede elevar un pie colocándolo sobre un apoyapié.

Beneficios de trabajar de pie

Se pueden lograr muchos beneficios para la salud estando de pie (dinámico, no estático) de 2 a 4 horas por día. (161, 162)

Las personas que trabajan en oficinas o con ordenadores en sus hogares pasan del 70 al 80 % del tiempo sentadas. (25)

Las intervenciones para reducir el tiempo sentado durante la jornada de trabajo están en pleno crecimiento, y hay evidencia creciente de la eficacia de este tipo de medidas **para reducir el sedentarismo y mejorar la salud y la calidad de vida. (25)**

Recomendaciones ergonómicas sobre sedentarismo

Las siguientes recomendaciones ergonómicas elaboradas por un panel de expertos y publicadas en la revista *British Journal of Sports Medicine (BJSM)* en 2015 están dirigidas a los empleadores para reducir los períodos prolongados de trabajo sedentario en las empresas. (24, 162)

1. Acumular 2 h diarias para estar de pie o realizando una actividad ligera durante las horas de trabajo. Eventualmente progresar a 4 h.

2. Incorporar descansos regulares para levantarse y trabajar de pie.

3. Evitar estar sentado (sin moverse) por períodos prolongados (también evitar estar de pie estático sin moverse por períodos prolongados).

4. Promover la reducción de estar sentado en forma prolongada con otras medidas que se incluyan en un plan de promoción de la salud.

> **Sedentarismo**
>
> Algunas consecuencias de la inactividad física:
>
> - Es uno de los principales factores de riesgo de mortalidad a nivel mundial. (OMS, 27)
> - Es uno de los principales factores de riesgo de padecer ENT (enfermedades no transmisibles), como las enfermedades cardiovasculares, el cáncer y la diabetes. (OMS, 27)

Estilo de vida activo (35)

Es un estilo de vida que integra movimiento y actividad física en las actividades de la vida diaria y consigue alcanzar los mínimos recomendados de actividad física en la vida diaria.

Actividad física ligera (38, 162, 164, 165)

La actividad física ligera, que ha sido frecuentemente incluida dentro de un comportamiento sedentario, es en realidad un concepto distinto y puede asociarse a actividades como levantarse y caminar despacio alrededor del puesto de trabajo.

«Trabajar y pensar sobre "tus pies" te cambiará la vida»

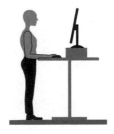

Potenciales riesgos ergonómicos al trabajar de pie

Al migrar a puestos para trabajar alternando de pie y sentado, pueden surgir problemas ergonómicos; en el cuadro siguiente se muestran algunos de estos problemas. (154, 155, 157, 162)

Potenciales problemas	Soluciones
Permanecer de pie estático (sin moverse) mucho tiempo.	Ver recomendaciones en «Vida activa en el trabajo».
No ajustar bien la altura del escritorio y del monitor. El cambio puede alterar la postura neutral de la muñeca, lo que aumenta el riesgo de TMEs (trastornos musculoesqueléticos), como el síndrome del túnel carpiano.	Cuando se eleva la altura del escritorio (teclado y ratón) para trabajar de pie, también se debe: **elevar la altura del monitor, mantener una posición neutral de la columna y evitar la flexión del cuello.** Ver recomendaciones en las primeras páginas de esta parte.
No evaluar en las empresas el coste económico, la eficacia y el modo de implementación del sistema. Debido a que los puestos para trabajar alternando de pie/sentado con escritorios regulables generalmente son caros. Si el escritorio está incorporado a una cinta, hay mayor riesgo de cometer errores y distracciones. Adquirir el hábito de trabajar parte del día de pie puede tener una baja aceptación por parte de los usuarios. Hay estudios que muestran que el uso de puestos para trabajar alternado de pie/	Tomar indicadores como el índice de conformidad de los usuarios puede ser útil antes de proceder al cambio y lograr una mayor aceptación. *Índice de conformidad:* se usa una escala de 1 a 10 para evaluar si con los cambios realizados en el mobiliario, las personas están mejor, igual o peor.

sentado disminuye con el tiempo, y unos meses después del cambio la mayoría de las personas vuelven a estar sentadas todo el tiempo.

Recomendaciones antes de invertir en mobiliario

Lo recomendable es hacer pruebas antes de comprar el mobiliario o una mesita regulable (prueba 1 y 2). (154, 155)

Tip:
Siempre que sea posible, el escritorio debería ser ajustable, es decir, que se pueda regular la altura. Hay escritorios regulables «a saltos» que tienen 2 o 3 opciones para ajustar la altura.

1 Calcular la altura del escritorio (h1)
Medir desde el suelo (en zapatillas o calzado cómodo) hasta la altura de los codos; comprobar cuántos centímetros hay. (154, 155)

2 Calcular la altura de la pantalla (h2)
La parte superior del monitor debe estar a la altura de los ojos. (154, 155)

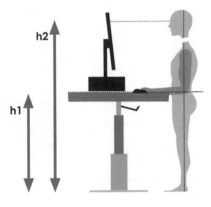

Adaptar el puesto para trabajar de pie

Algunas opciones de mobiliario: (119, 123, 133, 135, 142, 144)

Escritorio ergonómico de oficina

Es un escritorio cuya altura es regulable.
El escritorio ergonómico permite trabajar alternando posturas de pie y sentado. (119, 142)
Siempre que sea posible, el escritorio debería ser ajustable, es decir, que se pueda regular la altura.

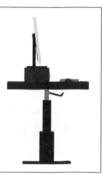

Mesita móvil

Esta adaptación móvil también permite trabajar alternando de pie y sentado.
En esta imagen observa una mesita firme, ergonómica y regulable apoyada sobre un escritorio estándar.
Dejar espacio suficiente delante del teclado para que las manos puedan reposar sobre la mesita. (28, 90, 119, 142)

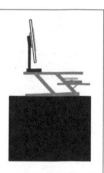

Soporte o brazo para el monitor

Incorporar soportes o brazos de monitor es una opción para regular la altura del mismo y mantener una postura neutral y ergonómicamente adecuada mientras se trabaja de pie.
Además de promover el ahorro de espacio, los brazos para monitor fomentan una postura de trabajo más sana y ergonómica.

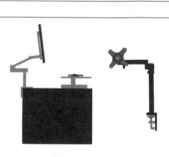

Uso de ordenadores portátiles

En caso de tener un ordenador portátil, se recomienda agregar teclado y ratón externos y usar un soporte que eleve la pantalla. (142)

Algunos usuarios utilizan una pila de papel para ubicar el portátil y elevar la altura de la pantalla.

Nota: recuerda que una de las desventajas ergonómicas de los portátiles es que tienen el monitor y el teclado unidos. (142)

Otros usuarios utilizan un monitor aparte para mejorar las condiciones ergonómicas del conjunto o escritorio. Otra opción (la cual debería usarse de forma ocasional o transitoria) es inclinar la pantalla hacia atrás. Dejar siempre espacio suficiente delante del teclado para que las manos puedan reposar sobre la mesa. (82)

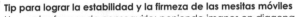

Tip para lograr la estabilidad y la firmeza de las mesitas móviles
Hay varias formas de conseguirlo: poniendo imanes en diagonal en la mesita y luego pegar dos imanes con cinta en el escritorio. Otra forma podría ser que un carpintero haga algún tipo de apoyo donde calce la mesita.
Para escribir se necesita la estabilidad y la firmeza del escritorio.

Ver opciones de modelos y diseños para oficina en las páginas webs recomendadas al final del libro.

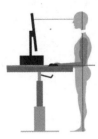

El plan movilidad como complemento beneficioso

El plan movilidad debe realizarse siempre, ya que es una medida básica (ergonómica y de vida saludable) para implementar cuando estás trabajando de pie o sentado. También es una alternativa en el caso de no poder realizar el cambio de mobiliario y de ordenador.

Caminar, pausas activas y hacer ejercicios de movilidad, siendo clave la frecuencia y la duración de los mismos; que permitan aumentar la circulación sanguínea sin necesidad de realizar una actividad intensa.

Podrás ampliar tu conocimiento sobre el plan movilidad en las siguientes páginas.

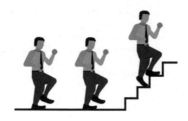

Vida activa en el trabajo

Introducción

Conseguir personas más activas, esto es, que alcancen a cumplir las recomendaciones mínimas es el objetivo de este libro. En esta parte se muestra cómo lograrlo durante la jornada de trabajo, principalmente si realizas un trabajo sedentario. Lograrás implementar hábitos de vida saludable a lo largo del día, tomando decisiones adecuadas que te ayuden a ser una persona activa, creativa y feliz. Cada uno debe encontrar el camino para no convertirse en una persona física y mentalmente sedentaria.

PLAN INICIO: Convertir parte del tiempo sentado en tiempo de pie

- Trabajar parte del día de pie. (157, 162, 163, 164, 166)
- Estar de pie durante las llamadas telefónicas y cuando usas el móvil.

- Levantarse y hacer un *descanso* cada 30 min.
- Usar las escaleras y no el ascensor siempre que puedas.
- Tener reuniones de pie o caminando.
- Almorzar fuera del escritorio de trabajo.
- Impulsar el contacto directo con compañeros de trabajo en sustitución de la llamada telefónica o el mail.
- Permanecer el mayor tiempo posible en pie durante las presentaciones o conferencias a las que asistas.
- Realizar presentaciones de pie.
- Caminar 10 min antes de entrar, al mediodía o al salir del trabajo.

PLAN PROGRESIVO: Empezar poco a poco, progresar gradualmente

Puedes comenzar simplemente estando más tiempo de pie en lugar de sentado, y cada vez que tengas la oportunidad, aprovecha para moverte mientras trabajas. No es indispensable tener un escritorio para trabajar de pie, con pequeños cambios en tus hábitos de trabajo lograrás muchos beneficios para tu salud.

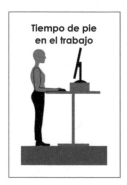

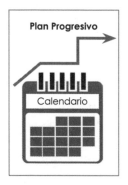

Se trata de permanecer el mayor tiempo posible de pie y de conseguirlo de forma gradual. Comienza con 20 min y en la medida en que te acostumbres a este cambio, ve aumentando la frecuencia. (167)

Tips para trabajar más tiempo de pie o alternando sentado/de pie

Puedes incorporar un escritorio para trabajar alternando sentado/de pie o improvisar con una mesa alta o usar una encimera. (119, 132)

Mientras estés de pie usando el ordenador, mantén el teclado y el monitor a una altura adecuada que evite estar constantemente agachado o con la espalda flexionada y que te permita apoyar los brazos en el escritorio.

Procura usar siempre calzado cómodo y evitar usar calzado con tacón alto (mujeres), para lo cual puedes disponer de un par de zapatos o zapatillas cómodas en el lugar de trabajo para cambiarte si es necesario.

Identifica aquello que prefieres hacer de pie, por ejemplo, llamadas telefónicas, revisar el correo electrónico, tareas de rutina, etc. Y también definir las tareas que es mejor realizar sentado, por ejemplo, la escritura creativa, el trabajo de precisión, estudio o análisis en profundidad. (119, 132, 167)

Simplemente estar de pie no es suficiente

Realizar cambios frecuentes de posición y periódicamente moverse en el puesto de trabajo durante unos minutos. Alternar el peso del cuerpo sobre un pie y luego sobre el otro. Hacer pausas activas, caminar alrededor de la mesa, hacer ejercicios

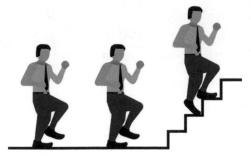

de estiramiento de manos, brazos y tronco.

El tiempo de pie nunca debe ser estático sino dinámico, incluyendo movimiento y actividad liviana, aunque sea pequeños desplazamientos.

Es preciso evitar estar demasiado tiempo de pie y quieto. (84,119, 132, 157)

Para las personas que realizan trabajos de escritorio (oficinas), el plan para trabajar de pie implica seguir utilizando la silla parte del tiempo. Es un plan alternado de pie/sentado. (84, 119, 132, 157)

Principalmente en las etapas iniciales del cambio, al trabajar con un plan alternado se evitan los posibles efectos adversos de estar mucho tiempo de pie estático, como la tensión en cuello y hombros, problemas de espalda y rodillas, pesadez en las piernas, fatiga muscular, pies cansados, riesgo de varices, etc.

Plan para trabajar de pie según tu nivel de aptitud física

Plan para trabajar de pie para personas muy sedentarias

Implementar un modelo moderado, ir poco a poco; por ejemplo, estar de pie por períodos de 15 a 20 min (rotando con períodos de posición sentado) hasta alcanzar 30 min diarios de trabajo de pie. Progresar hasta alcanzar 1 h diaria en total por lo menos durante los primeros meses.

NIVEL DE ACTIVIDAD FÍSICA ACTUAL	META DIARIA PARA ESTAR DE PIE EN EL TRABAJO	RECOMENDACIONES
Soy muy sedentario, sin ninguna actividad física actual.	1° meta (adaptación): 20 min 2° meta: 1 h 	**Plan inicio** Comenzar con 1 o 2 períodos de 15 a 20 min diarios de trabajar de pie y movilidad hasta adaptarse. Aumentar gradualmente el tiempo hasta alcanzar 1 h diaria de estar de pie y actividad liviana (moverse en el lugar); el tiempo de pie nunca debe ser estático, sino dinámico, realizando al menos pequeños desplazamientos.
Soy una persona activa, sumo 30 min diarios de actividad física, por ejemplo camino.	Dos horas 	**Plan estándar** Acumular diariamente 2 h de tiempo de pie y movilidad en el trabajo.
Soy una persona muy activa y/o deportista, realizo un entrenamiento regular.	Cuatro horas 	**Plan avanzado** Acumular al menos 4 h de tiempo de pie en el trabajo.

Modelos de vida activa en el trabajo

El primer modelo sirve de referencia como ideal para trabajar de pie. Vas a notar que es un modelo dinámico, es decir, incluye tiempo para estar de pie y en movimiento de forma frecuente durante la jornada de trabajo y sirve como una guía de referencia que muestra la importancia de estar activo y cumplir con un tiempo diario trabajando de pie. En algunos puestos de trabajo, este **modelo resultaría muy difícil de implementar tal cual se presenta, sobre todo si no se dispone de escritorios regulables** con un mecanismo ágil y fácil para el usuario (como un sistema eléctrico de regulación de escritorio). En la práctica, el modelo no necesita ser tan estricto y debe adaptarse al confort y conveniencia de cada usuario.

El segundo modelo propone 12 hábitos para moverse y reducir el sedentarismo en la oficina.

Modelo 1: Universidad de Cornell (23, 132, 157)

Modelo ideal para trabajar alternando sentado/de pie propuesto por la Universidad de Cornell.

Rotar cada 30 min:
- Sentarse en postura neutral 20 min.
- De pie en postura neutral 8 min.
- Moverse, hacer estiramientos 2 min.

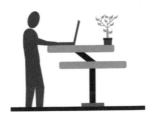

Para una jornada de 7 h 30 min:
- 5 h sentado,
- 2 h de pie,
- 30 min de movimiento,
- 16 rotaciones sentado/de pie.

Modelo 2: Plan de vida activa en la jornada laboral

Este plan fue creado por la Xunta de Galicia para reducir el sedentarismo en el trabajo fomentando un estilo de vida más saludable. (37)

Las doce pautas propuestas son:

1. Levantarse cada 30 min para descansar del trabajo con ordenador.
2. Hacer pausas activas dedicando un momento del día para realizar una caminata intensa y subir escaleras.
3. Para aumentar el tiempo de pie, rotar las tareas e intercambiar las que se hacen sentado con otras que se puedan hacer de pie.
4. Adquirir nuevos hábitos levantándose para saludar a las visitas o al hablar por teléfono.
5. Elegir el camino más largo para ir a otra sala o al baño.
6. Levantarse e ir a hablar directamente en persona, evitando el teléfono o el correo electrónico.
7. Usar las escaleras en lugar del ascensor.
8. Beber más agua y hacerlo de pie.
9. Realizar las presentaciones o charlas de pie y sugerir reuniones de pie o caminando.
10. Ubicar la impresora y la papelera lejos del escritorio.
11. Moverse mientras se espera para entrar en una reunión o se usa la fotocopiadora.
12. Aprovechar los descansos para levantarse y efectuar estiramientos o ejercicios sencillos.

Según destacan los expertos, está demostrado que los hábitos se adquieren a los 21 días de su repetición.

Los beneficios de una vida activa

Moverse: hábito esencial para estar feliz y saludable

La actividad física, aunque sea liviana, mejora la capacidad del corazón para bombear sangre a los pulmones y al resto del cuerpo. Circulará más sangre hacia los músculos aumentando la concentración de oxígeno en sangre. Los capilares (vasos sanguíneos diminutos del cuerpo) también se ensanchan.

Ponerte de pie y moverte por tu salud

Estar sentado horas y horas puede aumentar el riesgo de padecer enfermedades graves por ejemplo del corazón o diabetes tipo 2. Por el contrario, se puede reducir en forma considerable este riesgo simplemente levantándose y moviéndose más, incluso aunque hagas un entrenamiento o ejercicio de manera regular. El movimiento durante el día no sólo suma beneficios, sino que es completamente esencial para mantener la buena salud.

La **actividad muscular** necesaria para estar de pie y otros movimientos **desencadenan procesos importantes relacionados con la degradación de las grasas y azúcares en el cuerpo.** Al estar sentado, estos procesos se detienen y aumentan los riesgos para tu salud; sin embargo, cuando estás de pie o moviéndote, estos procesos se reactivan.

Los riesgos de las posturas estáticas

Los riesgos de estar sentado estático mucho tiempo (5, 13, 24. 28, 31, 119)

Se ha demostrado que estar sentado por más de una hora induce cambios bioquímicos en el metabolismo de las grasas y de la glucosa, estimulando el depósito de grasas en el tejido adiposo en lugar de que éstas sean metabolizadas por el músculo. Estos cambios se producen tanto en personas físicamente activas que realizan con regularidad ejercicio aeróbico como en personas sedentarias, por lo que el ejercicio regular no necesariamente protege de estos efectos. Por añadidura, estudios recientes han indicado un posible aumento en los riesgos de enfermedad coronaria y renal por estar sentado durante un tiempo excesivo.

Sentarse consume menos energía y otorga mayor estabilidad que estar de pie, por lo que generalmente elegimos sentarnos para realizar tareas de motricidad fina como conducir, trabajar en el PC, crear dibujos detallados o realizar, quizás, una microcirugía.

Sin embargo, a lo largo de muchos años, los ergónomos han recomendado que el trabajo sentado se interrumpa para estar de pie y moverse durante el día, preferiblemente de 1 a 2 min cada 20 a 30 min, y una gran cantidad de investigaciones han demostrado que los microdescansos frecuentes mejoran los niveles de confort y rendimiento en el trabajo reduciendo los riesgos de lesiones musculoesqueléticas.

Los riesgos de estar de pie estático mucho tiempo (119, 132, 157)

Que permanecer de pie en el trabajo es más agotador que trabajar sentado es un concepto largamente reconocido por los ergonomistas, requiere de un 20 % más de energía y ejerce mayor presión sobre el sistema circulatorio, las piernas y los pies. (157)

Además, se sabe que muchas tareas de motricidad fina y precisión son menos eficientes cuando se realizan de pie.

También es bien conocido el hecho de que puede ser problemático para personas con problemas circulatorios y cardíacos mantenerse mucho tiempo de pie, pues aumenta la progresión de la enfermedad debido a la carga adicional sobre el sistema circulatorio. Asimismo, la permanencia de pie prolongada y estática aumenta los riesgos de várices, por lo que estar de pie estático todo el día tampoco es saludable. (157)

La movilidad es parte esencial del plan tanto para las personas que todavía siguen trabajando en posición sentada como para aquellas que han incorporado el cambio o están en camino de hacerlo.

Pausas de movilidad

En 2017 un equipo de investigadores de la Universidad de Colorado (12) realizó un estudio auspiciado por el ACE (Consejo Americano sobre el ejercicio) con el objetivo de identificar la frecuencia, duración e intensidad de la movilidad necesaria para contrarrestar los efectos del sedentarismo y mejorar la salud cardiometabólica.

Los investigadores encontraron que son claves las **pausas de movilidad** (descansos) que permitan ejecutar movimientos de baja intensidad y que lo más importante es realizarlos con frecuencia y duración bien definidas (por ejemplo, 5 minutos por cada hora ponerse de pie y moverse en el lugar). (12, 139, 141, 143, 144)

Por lo tanto, un programa de entrenamiento regular puede ser insuficiente para mejorar la salud cardiometabólica si las personas tienen comportamientos sedentarios durante el resto del día.

Por supuesto, los resultados de este estudio no significan que la actividad física regular y el ejercicio planificado no sean importantes para mejorar la salud. Más bien, el enfoque debe centrarse en ambos aspectos, tanto en lograr ser una persona físicamente activa como en evitar el sedentarismo durante el resto de la jornada.

Las conductas y comportamientos activos, sin importar cuán pequeños sean, hacen una gran diferencia a largo plazo, por lo que las personas deben hacer que estos pequeños cambios trabajen a su favor.

Las pausas de movilidad pueden ser la clave para mejorar la salud cardiometabólica de acuerdo a lo demostrado en este estudio.

Estudio SMArT Work

El SMArT Work (*Stand More AT* [SMArT] *Work)* para evaluar la eficacia de estar más tiempo de pie en el trabajo (41, 164) es otro estudio reciente, publicado en *BMJ* en 2018.

La intervención incluyó la implementación de puestos con escritorios ajustables en altura, logrando reducir con éxito el tiempo sentado en corto, mediano y largo plazo en una muestra de trabajadores de oficina.

En promedio, los participantes en el grupo de intervención redujeron el tiempo sentado en más de una hora diaria, con beneficios significativos para la salud.

Se observaron cambios positivos en la salud física y mental. (25)

Las intervenciones con el objetivo de reducir el tiempo sentado en el lugar de trabajo han recibido una atención cada vez mayor en los últimos años, pero hasta ahora los estudios para evaluarlas se habían considerado de baja calidad.

En este estudio, además se muestra que los trabajadores de oficina son una de las poblaciones más sedentarias, ya que pasan el 70-85 % del tiempo de trabajo sentados. (164, 171)

Vida activa con rutinas supercortas

La síntesis de óxido nítrico para mantener la salud mitocondrial (158, 159)

Tu cuerpo funciona mejor cuando estás más activo; al dividir tu día en **bloques de interrupciones saludables (BIS)** para reducir el tiempo sentado, puedes obtener amplios beneficios, como por ejemplo, aumentar el óxido nítrico (NO), que es un gas soluble almacenado en el revestimiento de los vasos sanguíneos (endotelio).

El **óxido nítrico** se produce dentro de las células endoteliales (a partir del aminoácido L-arginina), donde actúa como una importante molécula de señalización para todo el cuerpo. Es una molécula muy importante en la fisiología humana, ya que está involucrada en la regulación del flujo sanguíneo, la contractilidad del músculo y la respiración mitocondrial. (158)

El aumento de su producción mejora la salud y el rendimiento físico y mental, y además de promover una función endotelial saludable y mejorar la condición cardíaca, ayuda a mantener un buen flujo sanguíneo al dilatar las venas y las arterias. Esto, a su vez, permite que el oxígeno y los nutrientes vitales fluyan libremente por todo el cuerpo **desempeñando un rol protector en la salud de las mitocondrias** (los almacenes de energía de las células).

El secreto, que no se conoce tan ampliamente, es que cuando se hace ejercicio, los vasos sanguíneos tardan alrededor de **90 segundos** en agotar los niveles de NO almacenados y **comienza el proceso para producir más**. «Por lo que **trabajar cada grupo muscular importante durante 90 segundos** brinda el entrenamiento más eficiente para tonificar y desarrollar músculos», indica el Dr. Zach Bush. (159)

El Dr. Bush desarrolló el *Entrenamiento de liberación de óxido nítrico* que está especialmente diseñado para estimular la liberación de NO e impulsar el desarrollo muscular. (77, 78, 159)

Las **mitocondrias** son estructuras pequeñas que se encuentran en el citoplasma (el líquido que rodea el núcleo de las células). Producen la mayor parte de la energía de la célula, actúan como centrales energéticas de la célula y sintetizan ATP a expensas de derivados metabólicos de la glucosa, ácidos grasos y aminoácidos.

El **óxido nítrico** desempeña un rol protector en la salud mitocondrial. (159, 160)

Rutina de tres o cuatro minutos

Es posible protegerse de los efectos del sedentarismo y mejorar la circulación y la salud cardiometabólica con prácticas cortas de actividad física durante la jornada.

Se trata de **rutinas supercortas** que mejoran el estado de las mitocondrias, músculos y corazón.

Esta rutina con cuatro ejercicios es recomendada por el Dr. Mercola y está basada en la rutina para síntesis de óxido nítrico creada por el Dr. Zach Bush.

Ambos doctores han editado en sus páginas y canal de YouTube una rutina muy similar que dura 3 minutos [Mercola (77)] y 4 minutos [Dr. Bush (78, 159)].

A diferencia de algunas de las otras formas para estimular la liberación de NO (como salir al aire libre y estar bajo los rayos del sol), este entrenamiento no depende ni del clima ni de la hora del día en que se realiza, puedes hacerlo prácticamente en cualquier lugar y es apropiado para todos los niveles de condición física.

Entrenamiento de liberación de óxido nítrico de 4 minutos del Dr. Bush (77, 78, 159)

Sólo hay cuatro movimientos que debes aprender para hacer este entrenamiento. Comienza con 4 series de 10 repeticiones mientras intentas aumentar a 20 repeticiones a medida que tu nivel de condición física mejora.

Asegúrate de efectuar correctamente cada movimiento incluso si al principio necesitas ir a un ritmo más lento.

Debes asegurarte de respirar por la nariz y no por la boca, ya que la nariz regula más de 30 procesos físicos, incluyendo la liberación del NO. (77, 159)

Cuando hayas terminado, sentirás un hormigueo en las yemas de los dedos, y ésa es una excelente señal porque significa que el óxido nítrico fluye libremente

---

por todo tu cuerpo. Para obtener una referencia rápida, la siguiente infografía te brindará todos los detalles con respecto a cómo realizar el entrenamiento de liberación de NO.

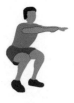

Sentadillas (10)

- Comienza de pie, con los pies separados a la altura de las caderas y paralelos entre sí, los dedos de los pies hacia delante y el peso del cuerpo distribuido uniformemente entre los talones y la base de los pies.
- Realiza 10 sentadillas en secuencia rápida con la ayuda de tus cuádriceps. Debes sacar los glúteos como si te sentaras en una silla mientras tus brazos se mueven hacia delante para mantener el equilibrio. Puedes hacer una sentadilla más superficial si tienes dolor en las rodillas o en la espalda.

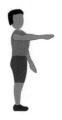

Levantamiento de brazos alternados (10)

- Alterna tus brazos mientras los balanceas en un ángulo de 90°.
- Debes mantenerte firme y evitar controlar los músculos mientras

evitas balancear los brazos demasiado alto o demasiado bajo. Esto trabajará los músculos de tus deltoides, que son los músculos de forma triangular que bordean la parte más alta del brazo y la parte superior de los hombros.

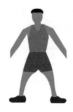

Mariposas sin salto (10)

- Comienza de pie con los brazos hacia abajo y los puños tocando la parte frontal de la pelvis.
- Realiza una rotación amplia, levanta los brazos de cada lado hasta tocar las palmas sobre la cabeza.
- Regresa los brazos hacia abajo hasta golpear las palmas en la parte inferior y repítelo 10 veces.

Si tienes problemas con el manguito rotatorio de los hombros, intenta realizar la siguiente variación:

- Comienza con las manos en una posición de oración delante del pecho.
- Mantén las manos juntas ligeramente presionadas a medida que las extiendes hacia arriba sobre la cabeza.

- Regresa los brazos hacia abajo antes de volver a la posición de oración. Repítelo 10 veces.

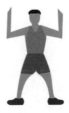

Press de hombro (10)
- Coloca los puños sobre los hombros a cada lado de la cabeza, con los codos doblados.
- Extiende los brazos rectos sobre la cabeza.
- Regresa a la posición con los puños justo sobre los hombros y repítelo 10 veces.

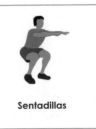

Sentadillas

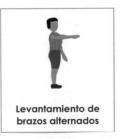

Levantamiento de brazos alternados

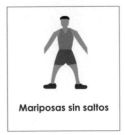

Mariposas sin saltos

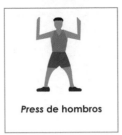

Press de hombros

«Estar de pie es bueno, pero moverte es muchísimo mejor. Moverte para estar más feliz y saludable».

CUARTA PARTE

Actividad física
y vida activa

Introducción

El ejercicio regular es una de las mejores cosas que puedes hacer por tu salud.

Tiene muchos beneficios, incluyendo mejorar tu estado general y aptitud física, lo que reduce el riesgo de muchas enfermedades.

Si actualmente no realizas ninguna actividad física, puedes comenzar caminando, aunque sea un trayecto mínimo, y gradualmente alcanzar la cantidad mínima recomendada: caminar 30 min diarios y realizar ejercicios de fuerza al menos 2 días por semana. Comenzar y progresar despacio es la clave para que puedas mejorar.

Es importante tener presente que algo de actividad física es mejor que nada y que más actividad física, por encima de los niveles mínimos recomendados, es mejor.

Hacer 30 min o más de actividad física es necesario, pero no es suficiente. Además del plan de actividad física regular se requiere un plan de vida activa, con movilidad y períodos de tiempo de pie durante todo el día.

El plan mínimo de vida activa consiste en acumular de 1 a 2 h diarias de tiempo de pie y actividad ligera. Cada pequeño esfuerzo cuenta para alcanzar este objetivo, las actividades que realizamos a lo largo del día nos pueden ayudar a tener una vida más activa y saludable.

La inactividad física es un estado de relativo reposo corporal, produciendo insuficientes estímulos a los órganos para mantener sus estructuras, funciones y regulaciones normales.

Las personas deberían evitar permanecer quietas (sentadas o en actividades ligadas al sedentarismo) durante períodos prolongados, tanto en el tiempo libre como en el ocupacional.

Volviéndonos más activos a lo largo del día de formas relativamente simples podemos alcanzar fácilmente los niveles recomendados de movilidad, que son de 1 a 2 h diarias.

Recomendaciones de actividad física y de vida activa (32)

Recomendaciones en dos niveles

ACTIVIDAD FÍSICA PARA ADULTOS ENTRE 18-64 AÑOS (OMS)	
Tipos de actividad	**Recomendaciones (21)**
Actividad aeróbica Nivel 1	Acumular un mínimo de 2 h 30 min semanales de **actividad física aeróbica moderada,** o bien 1 h 15 min de **actividad física aeróbica intensa** cada semana, o una combinación equivalente de actividades moderadas e intensas.
Actividad aeróbica Nivel 2	Para mayores beneficios para la salud, se recomienda aumentar hasta 5 h por semana la práctica de actividad física aeróbica moderada, o bien hasta 2 h 30 min semanales de actividad física aeróbica intensa, o una combinación equivalente de actividad moderada e intensa.
	+
Ejercicio de fuerza	Realizar dos veces o más por semana actividades de fortalecimiento de los grandes grupos musculares.

VIDA ACTIVA PARA ADULTOS ENTRE 18-64 AÑOS (1, 4, 21)	
Tipos de actividad	**Recomendaciones (21)**
Nivel 1	Acumular de 1 a 2 h diarias de tiempo de pie + **actividad ligera.**
Nivel 2	Acumular 4 h diarias de tiempo de pie + **actividad ligera.**
Limitar el tiempo sentado	Levantarse, moverse y caminar al menos 5 min por hora.

Recomendaciones generales

Actividad física moderada, mínimo de 2 h 30 min por semana (21)

Actividad aeróbica

La actividad aeróbica se practicará en períodos de 10 min de duración como mínimo.

Para alcanzar beneficios para la salud, los adultos deben realizar al menos 2 h 30 min semanales de actividad física aeróbica moderada (ej.: caminar). Para obtener más beneficios, es mejor realizar 5 h semanales.

Actividades de fortalecimiento muscular

Agregar ejercicios de fuerza que involucren grandes grupos musculares (abdominales, ejercicios con pesas) al menos dos veces por semana es muy beneficioso para la salud y para fortalecer los músculos y los huesos.

Mejorar el equilibrio

Las personas con poca movilidad y las personas mayores deben incluir ejercicios de equilibrio. También es recomendable realizar este tipo de ejercicios para prevenir caídas.

Vida activa, acumular de 2 a 4 h por día
Levantarse y moverse más seguido y más tiempo
Buscar oportunidades para estar más tiempo de pie y activo durante todo el día.

Acumular al menos 60 min diarios de movilidad y vida activa (levantarse, moverse, caminar), llegar hasta 2 h y con el tiempo lograr 4 h como ideal de estar de pie y actividad liviana.

Cambiar conductas sedentarias
Minimizar el tiempo sedentario cada día.
Bajar el tiempo sedentario y bajar el tiempo de pantalla sedentario.
Lograrás beneficios adicionales para la salud limitando el tiempo recreativo de TV, PC o móvil a un tiempo máximo de una hora diaria.
Hacer pausas más activas cada hora para aumentar la circulación.
Levantarse, moverse, subir las escaleras.
Pensar en el movimiento como una oportunidad, no como un inconveniente.

Aplicar esta guía todos los días.

Actividad física en modo fácil

PLAN INICIO: Comenzar donde estás, usar lo que tienes, hacer lo que puedas

El primer paso: siempre consultar con un médico antes de comenzar un programa de actividad física. (49, 178)

Chequeo médico Apto físico

Antes de comenzar un programa de ejercicio, es clave consultar con un médico y comentarle si estás tomando alguna medicación.

Si estás con dolor o con alguna lesión, realiza un tratamiento o terapia física antes de comenzar.

Ejercitarse con un amigo

Busca actividades que disfrutes. Las personas que se ejercitan con un amigo tienden a mantener el plan de actividad física a largo plazo.

Comenzar simple

Elegir caminar puede ser la forma más simple y fácil de comenzar.

Mantenerse motivado

Usar una app para medir y registrar tu actividad puede ayudarte a mantenerte motivado.

Hay apps de podómetro o cuentapasos que puedes instalar en el móvil (ir progresando gradualmente hasta llegar a 7000 o 10000 pasos por día).

Plan 3 × 10 min

Camina 10 min en la mañana, mediodía y tarde.

Si puedes, realiza los 10 min a paso rápido (más rápido que tu paso normal). (56) El objetivo es agregar intensidad y salir del ritmo del paso único.

Una caminata rápida cada día puede marcar la diferencia para la salud. Camina más rápido que lo usual, a un paso que te permita aumentar la frecuencia cardíaca. Comienza con 10 min de caminata rápida diaria, y luego intenta gradualmente hacer un poco más. Ésta es una forma simple y fácil de optimizar la salud y el bienestar.

Realizadas de forma regular, estas caminatas pueden hacerte sentir mejor de muchas maneras, por ejemplo, ayudan a prevenir el dolor de espalda, mejoran la postura y reducen el riesgo de hipertensión haciéndote sentir con más energía, mayor claridad mental y mejor humor.

También es excelente para la salud a largo plazo, ya que reduce el riesgo de enfermedades muy serias, como las enfermedades cardiovasculares y la diabetes tipo 2.

Hay evidencias de que si realizamos una caminata rápida diaria de 10 min puede brindar los siguientes beneficios para la salud: (56)

* Mejorar la condición física.
* Mayor facilidad para realizar actividad física diaria.
* Mejorar el humor.
* Mejorar la calidad de vida.
* Aumentar la masa magra y ayudar a mantener un peso saludable.

Plan de actividad física y vida activa en 2 niveles

Volumen de actividad física y vida activa

	ACTIVIDAD FÍSICA	VIDA ACTIVA (ESTAR DE PIE + ACTIVIDAD LIGERA)
Nivel 1	2 h 30 min por semana + 2 sesiones de fuerza	Acumular de 1 a 2 h diarias
Nivel 2	5 h por semana + 2 sesiones de fuerza	Acumular 4 h diarias

Actividad física

A) Ejercicio aeróbico

La actividad aeróbica aumenta la frecuencia cardíaca y respiratoria. Realiza como mínimo 2 h 30 min por semana de actividad moderada o 75 min semanales de actividad intensa o una combinación de ambas. Esto logra mejorar la energía y la salud cardiovascular.

EJERCICIO AERÓBICO (49, 178)			
Qué ejercicio	Frecuencia	Intensidad	Duración/Volumen
Cualquier tipo de actividad rítmica y continua (caminar, trotar, nadar, remar, bicicleta).	3-5 días por semana.	Moderado a ligeramente intenso.	Comienza con 5-10 min. Gradualmente, progresa hasta 30-60 min.

Recuerda que caminar, andar en bicicleta, bailar, nadar, hacer gimnasia acuática son los mejores ejercicios para comenzar. Incorporar 10, 15, 30 min siempre que puedas, todo suma. Si quieres perder peso, duplica la actividad.

B) Ejercicio de fuerza

El entrenamiento de fuerza incluye abdominales y ejercicios con pesas o con bandas elásticas. Este tipo de ejercicio fortalece los músculos, lo que ayuda a realizar las actividades cotidianas, como levantar una cesta de ropa, subir las escaleras o realizar trabajos de jardinería, y hace que resulten más livianas y más seguras al poder realizarlas con un menor esfuerzo.

EJERCICIO DE FUERZA (49, 178)			
Qué ejercicio	**Frecuencia**	**Intensidad**	**Duración/ Volumen**
Ejercicios con pesas, bandas elásticas, máquinas o tu propio peso (por ejemplo, hacer flexiones de brazos o sentadillas).	De 2 a 4 veces por semana.	Comienza con un esfuerzo liviano y progresa a un nivel de esfuerzo mediano o más intenso de forma gradual.	Realiza ocho ejercicios que involucren grandes grupos musculares (abdominales, sentadillas, etc.). Para comenzar, 10-15 repeticiones de cada ejercicio. Si aumentas la carga, realiza menos repeticiones.

Recuerda evitar esforzar o contener la respiración al levantar peso u objetos. Respira normalmente durante la realización de los ejercicios.

Aprender la técnica correcta de cada ejercicio es esencial; para ello, puedes obtener ayuda de un profesor o entrenador físico experimentado que pueda enseñarte la manera correcta de respirar y de hacer cada ejercicio.

C) Otros tipos de actividad física (49, 178)
Prácticas como el yoga o el taichí: ayudan a mejorar la coordinación, equilibrio, flexibilidad y fuerza.

Flexibilidad: el Colegio Americano de Medicina Deportiva (62) recomienda realizar ejercicios de estiramiento muscular de 2 a 7 días por semana.

Equilibrio: los ejercicios pueden incluir pararse sobre un pie o usar un BOSU (semiesfera de equilibrio); deben realizarse en un área despejada y junto a una pared o una silla para sostenerse si es necesario.

Actividad física: moderada e intensa (14, 8)

El grado de intensidad de la actividad física varía de una persona a otra dependiendo del entrenamiento que tenga cada uno y de su condición física.

Por consiguiente, los ejemplos siguientes son orientativos y variarán para cada persona.

Actividad física moderada
Requiere un esfuerzo moderado, que acelera de forma perceptible el ritmo cardíaco.

Ejemplos de ejercicio moderado:
- caminar a paso rápido;
- bailar;
- jardinería;
- tareas domésticas,
- participación activa en juegos y deportes con niños;

- paseos con animales domésticos;
- desplazamiento con cargas moderadas (< 20 kg).

Actividad física intensa

Requiere una gran cantidad de esfuerzo y provoca una respiración rápida y un aumento sustancial de la frecuencia cardíaca.

Se consideran ejercicios intensos o vigorosos:
- trotar/correr;
- ascender a paso rápido o trepar por una ladera;
- desplazamientos rápidos en bicicleta;
- natación intensa;
- deportes y juegos competitivos (p. ej., juegos tradicionales, fútbol, voleibol, *hockey*, baloncesto);
- trabajo intenso con pala;
- desplazamiento con cargas pesadas (> 20 kg).

Para realizar la actividad de forma segura y estar libre de lesiones

Recomendaciones generales

- **Antes de comenzar cualquier programa de ejercicio**, las personas deberían completar una evaluación médica. No todos los programas de ejercicio son aplicables para todas las personas y algunos ejercicios pueden resultar en lesiones si no están debidamente indicados, acorde al nivel de aptitud física individual.
- **Las actividades deben ser realizadas a un ritmo que sea confortable** y los participantes deben interrumpir cualquier ejercicio que cause dolor o molestia y consultar de inmediato.

- **Aumentar gradualmente la intensidad o la duración.** Comenzar despacio y seguir despacio. Permitir el tiempo requerido a la adaptación fisiológica producida por el ejercicio y entrenamiento. (98)
- **Entender las limitaciones personales, escuchar al cuerpo.** Seleccionar ejercicios apropiados a la condición actual y consultar al médico ante la aparición de molestia, incomodidad o dolor asociado al ejercicio.
- **Realizar ejercicios de flexibilidad** (de 2 a 4 días a la semana) para mantener los músculos relajados y una buena movilidad en las articulaciones.
- **El plan alimentario y la calidad del sueño** son partes esenciales en la prevención de la fatiga y las lesiones.
- **Es importante aprender a reducir el estrés.** Los niveles de estrés afectan al comportamiento alimentario. Encontrar una estrategia para reducir el estrés puede ayudar a mantener una nutrición óptima, lo que influirá positivamente en el rendimiento y la salud.

Recomendaciones durante el ejercicio

- **Realizar siempre entrada en calor y vuelta a la calma**, con ejercicio aeróbico suave y ejercicios de estiramientos (de 5 a 10 min). El calentamiento y la vuelta a la calma son indispensables en cualquier actividad intensa. El estiramiento de los músculos es una técnica fundamental que, además de mejorar la movilidad y flexibilidad, los prepara para el ejercicio.
- **Comenzar la sesión siempre despacio** con un nivel de esfuerzo liviano o moderado.
- **No realizar actividad física intensa después de comer** (esperar al menos de 2 a 3 h).

- **Ejercitarte únicamente cuando te sientas bien.** Esperar hasta que los síntomas de un enfriamiento o fiebre estén ausentes (2 días o más) antes de reiniciar la actividad. Mientras te ejercitas, no debes sentir dolores o molestias en articulaciones o columna.
- **Ajustar el ejercicio al clima:** el ejercicio debería ser ajustado a las condiciones climáticas. Son necesarias precauciones especiales cuando se realiza ejercicio con temperatura alta. Estar alerta a los síntomas de agotamiento o golpe de calor, hidratarse adecuadamente, evitar el ejercicio intenso en calor extremo (99). Los calambres pueden ser un signo temprano de una enfermedad relacionada con el calor. Si te sientes mareado o débil, DEBES INTERRUMPIR la actividad por completo y buscar un lugar fresco. (99)
- **La recuperación es tan importante como el ejercicio.** Hay que dar a los músculos la oportunidad de recuperarse para que puedan beneficiarse del ejercicio. Dormir adecuadamente es importante porque ayuda a mantener conductas alimentarias apropiadas y permite la recuperación muscular. (101)
- **Pobre hidratación, bajo rendimiento. Por diversas razones, es importante** mantener el mejor balance de líquidos posible –el volumen minuto cardíaco, la tasa de sudor–, permitiendo el suministro de nutrientes a las células en funcionamiento y optimizando la eliminación de los productos de desecho metabólico de las células. (101)

Recomendaciones para interrumpir la actividad
Estar atento a los síntomas
Si se presenta algunos de los siguientes síntomas, debes consultar al médico antes de continuar ejercitándote. Aunque cual-

93

quier síntoma debe ser clarificado, los siguientes son muy importantes y requieren una consulta inmediata: si te sientes muy mareado o débil, con dificultad para respirar inesperadamente, o tienes dolor en el pecho durante o inmediatamente después del ejercicio.

Signos de sobreesfuerzo o sobreexigencia
- **Incapacidad para finalizar las sesiones de ejercicio.**
- **Incapacidad para poder conversar durante la actividad:** cuando la conversación no puede ser mantenida durante el ejercicio debido a la dificultad para respirar significa que la actividad es muy intensa y debería disminuirse.
- **Debilidad o náuseas después del ejercicio:** una sensación de debilidad después del ejercicio puede ocurrir si la actividad ha sido muy intensa o ha sido interrumpida abruptamente. En cualquier ejercicio, es conveniente disminuir de forma paulatina la intensidad del trabajo y prolongar la vuelta a la calma.
- **Fatiga postejercicio:** durante el resto del día o al final de la tarde, después del ejercicio, la persona debe sentirse estimulada, no cansada. Si la fatiga persiste durante el día, la intensidad o la duración del ejercicio debería disminuirse.
- **Problemas de sueño:** si no puedes dormir bien a pesar de sentir fatiga, la cantidad de actividad debería reducirse hasta que disminuyan los síntomas. Un programa de entrenamiento adecuado debe facilitar el sueño, no hacerlo más difícil.
- **Dolor en las articulaciones:** aunque puede haber una incomodidad muscular, las articulaciones no deben presentar molestias. Si los síntomas persisten, consultar a un médico antes de continuar.

Beneficios de la actividad física

Cuando se realizan con regularidad, la actividad física moderada y la actividad física intensa fortalecen el músculo cardíaco. Al hacerlo, mejora la capacidad del corazón para bombear sangre a los pulmones y al resto del cuerpo. Entonces circula más sangre hacia los músculos y las concentraciones de oxígeno en sangre aumentan. **Los capilares, que son los vasos sanguíneos diminutos del cuerpo, se ensanchan** permitiéndoles llevar más oxígeno a todas las partes del organismo y también transportar los productos de desecho.

Beneficios para la salud al implementar un programa de ejercicio completo

Las actividades aeróbicas aumentan la respiración y la frecuencia cardíaca mantiene el corazón, los pulmones y el sistema circulatorio sanos, y mejoran la condición física general. Estas actividades incluyen caminar a paso ligero, trotar, nadar y andar en bicicleta.

Las actividades de fuerza fortalecen los músculos. Algunos ejemplos son el levantamiento de pesas y el uso de bandas elásticas.

Los ejercicios de equilibrio pueden hacer más fácil caminar sobre superficies irregulares y ayudar a prevenir caídas. Para mejorar el equilibrio, prueba el taichí o ejercicios como estar de pie sobre una pierna.

Los ejercicios de flexibilidad estiran los músculos y pueden ayudar a permanecer relajado. El yoga y hacer estiramientos favorecen que el cuerpo sea más flexible.

Mejorar tu condición física, mejorar tu rendimiento físico y obtener mayor salud y energía

Los beneficios que procura una buena condición física reducen las causas de mortalidad. La actividad física es el principal predictor de la aptitud cardiorrespiratoria, por lo que se demuestra que el ejercicio es realmente una medicina.

Un estudio reciente (43) muestra que a mayor nivel de aptitud cardiorrespiratoria, menor riesgo de mortalidad por todas las causas.

Vida activa

Nivel de actividad y pasos por día (11, 39, 179)

GUÍA SOBRE LA CANTIDAD DE PASOS POR DÍA Y NIVELES DE ACTIVIDAD (INDEPENDIENTE DEL EJERCICIO QUE SE REALICE APARTE): (11; 179)	
Niveles de actividad	Cantidad de pasos por día
Muy sedentario	menos de 4000
Sedentario	menos de 5000
Baja actividad	de 5000 a 7500
Algo activo	de 7500 a 9999
Activo	más de 10000
Muy activo	más de 12500 o 13000

Sedentario	Algo activo	Activo	Muy activo

0	5000	10000	13000

Plan 10000 Pasos: cada paso cuenta (39, 179)

Intentar alcanzar de forma progresiva 10000 pasos diarios. Si estás por debajo de 5000, intenta llegar a una etapa intermedia de 7000. (11)

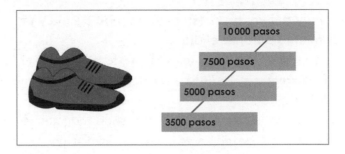

El objetivo de 10 000 pasos fomenta la acumulación de actividad circunstancial durante todo el día. Se pueden acumular pasos durante las actividades diarias, como aparcar más allá de la entrada a las tiendas, subir escaleras en lugar de emplear la escalera mecánica, caminar en el trabajo, etc.

El uso de cuentapasos (podómetro o rastreador de actividad para registrar pasos) es una parte vital del programa. Proporcionan datos que permiten tomar conciencia de los niveles de actividad física, trabajar hacia una meta y monitorear el progreso. Actualmente hay varias apps para instalar en el móvil.

¿Por qué 10 000 pasos? 10 000 pasos es la meta de pasos diarios recomendados para que los adultos sanos logren beneficios para la salud. Con los continuos avances en la tecnología y unos lugares de trabajo cada vez más sedentarios, ahora se requiere de un esfuerzo consciente para tomar decisiones activas.

Recomendaciones combinadas. Para los adultos sanos, el objetivo de alcanzar los 10 000 pasos cada día debe fomentarse junto con las pautas de actividad física y las recomendaciones sobre conducta sedentaria. Para llegar a los 10 000 pasos, se deben tomar decisiones activas a lo largo del día independientemente del ejercicio que se realice. (63)

Plan muy activo: para estar más tiempo de pie y en movimiento durante el día

Estar muy activo es vivir la mayor parte del día de pie y en movimiento y reducir al mínimo el tiempo sentado (a menos de 4 h diarias).

Es cambiar la forma de vida, realizando todo aquello que puedas de pie y estando activo: escribir, hablar por teléfono, coser, tener reuniones de pie, tejer, limpiar, ir de compras caminando, etc.

Si usas un cuentapasos, deberías acumular un mínimo de 13 000 pasos diarios. (11, 63, 179)

Este cambio puede llevar bastante tiempo; para lograrlo es clave mantener un plan de actividad física regular que permita estar en buena condición física.

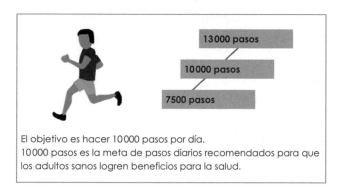

El objetivo es hacer 10 000 pasos por día.
10 000 pasos es la meta de pasos diarios recomendados para que los adultos sanos logren beneficios para la salud.

QUINTA PARTE

Anexos

Ejercicio en modo avanzado

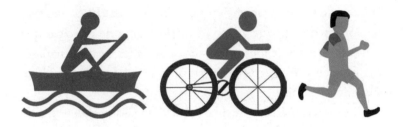

Introducción

La actividad física planificada y estructurada puede ayudarte a lograr y mantener niveles más altos y garantizar el éxito de tu plan.

Si ya eres una persona muy activa y realizas ejercicio regular, puedes probar e incorporar otros tipos de entrenamiento para mejorar tu nivel de condición física, por ejemplo, el entrenamiento intervalado y el Seven.

Un mayor nivel de actividad física total durante la semana ofrece grandes beneficios si se pretende aumentar la capacidad de desempeño físico y mental.

Así que te invito aquí a poner el motor en marcha, entrenar de forma regular y convertirte en un atleta ocupacional.

Antes de comenzar cualquiera de estas rutinas de entrenamiento, debes conocer la manera correcta de efectuar los ejercicios, cumplir con las recomendaciones de seguridad y obtener la autorización previa de un médico.

Apto físico

La importancia del examen cardiovascular preparticipativo

El Examen Cardiovascular Preparticipación (EPP) es una evaluación médica previa a iniciar un programa de ejercicio que tiene el objetivo de identificar anormalidades cardiovasculares que pueden provocar la progresión de la enfermedad cardíaca o la muerte súbita.

El examen médico previo a la participación en deportes se propone ante la necesidad de detectar patologías que predispongan a la muerte súbita o puedan agravarse por la sobrecarga del aparato cardiovascular generada por ejercicios intensos.

Objetivos del Examen Cardiovascular Preparticipación (EPP)

- Prevenir la muerte súbita
- Prevenir lesiones
- Prevenir progresión de enfermedades preexistentes
- Prevención cardiovascular

Como recomendación general, se sugiere la siguiente **evaluación mínima** para el apto físico cardiovascular:
- **Consulta a médico cardiólogo.**
- **Estudios cardiológicos** (indicados por el cardiólogo).

Las anormalidades detectadas en el interrogatorio, examen físico y estudios cardiológicos de base pueden señalar la necesidad de otros estudios indicados por el especialista. (168)

Ejercicio intervalado: muchos nombres, muchas posibilidades

El entrenamiento intervalado o *Interval Training* implica realizar fracciones cortas de ejercicio intenso alternadas con pausas generalmente de baja intensidad.

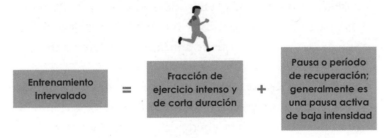

La aplicación del **entrenamiento intervalado** para mejorar la condición física ha ayudado a innumerables atletas a lograr un rendimiento récord. Durante la última década, se ha añadido el interés por parte de investigadores, fisiólogos, entrenadores y personas que desean estar en mejor forma.

Astrand (86) publicó en los años 1960 investigaciones que hoy se consideran clásicas sobre las respuestas fisiológicas del entrenamiento intervalado aeróbico de alta intensidad, estableciendo las primeras bases científicas sobre esta modalidad de entrenamiento que **implica repetir series de ejercicio de alta intensidad intercaladas con períodos de recuperación (trabajo/pausa).**

En su libro de 1974, Fox y Matthews escribieron: «Iniciado por entrenadores de atletismo y natación, el entrenamiento intervalado es la forma suprema de acondicionar a una persona, incluyendo al que desea mejorar su condición física con fines de salud». (66)

Esta forma de entrenamiento intermitente o fraccionado es tan flexible que ha producido un número infinito de opciones y varios estilos.

Hay diferentes nombres para describirlos y fórmulas que mezclan diferentes tipos de entrenamiento. Pero también, hay que decirlo, en algunos casos se ha generado una gran confusión de términos debido a la falta de metodología y de conocimiento de las bases fisiológicas y bioquímicas del ejercicio (en las diferentes formas en que se aplica este tipo entrenamiento fraccionado: relación trabajo/pausa).

La relación del período de trabajo y el de recuperación es muy importante en el *interval training*, ya que supone utilizar diferentes sistemas energéticos del cuerpo; bien administrados, éstos producen numerosas adaptaciones bioquímicas y fisiológicas muy beneficiosas para la salud vascular y cardiometabólica afectando muy positivamente la condición física en general. También resulta clave en la prevención de lesiones y fatiga.

Investigadores, fisiólogos y profesionales de la aptitud física han utilizado una **amplia gama de términos para describir varios protocolos de entrenamiento fraccionado**, lo que ha llevado a una gran variedad de siglas causando una **falta de estandarización en la literatura científica**.

A pesar de ello, se está avanzando en el conocimiento y en la evidencia científica de los grandes beneficios que brinda el entrenamiento intervalado.

El entrenamiento en intervalos de alta intensidad (HIIT por sus siglas en inglés) es probablemente el ejercicio intermitente más común. (88)

HIIT (del inglés *High Intensity Interval Training*)

Los programas de entrenamiento HIIT generalmente involucran fracciones cortas de ejercicio de alta intensidad seguidas de un corto período de descanso o recuperación activa.

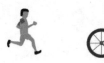

Formula básica del HIIT

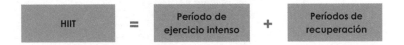

La idea más importante detrás de todas las formas de HIIT es la de proporcionar una fracción corta e intensa de ejercicio seguida de un período de recuperación o pausa activa de baja intensidad.

La duración de cada fase puede variar desde unos pocos segundos hasta unos pocos minutos y se realiza en un amplio rango de intensidades.

Modelos diferentes de HIIT

Habitualmente el HIIT consiste en realizar fracciones de ejercicio de alta intensidad seguidos por pausas (períodos inactivos) **o por períodos de recuperación activos** (donde se realiza ejercicio de baja intensidad).

La mayoría de los entrenamientos HIIT originales se centraron en lo que muchos denominan **«cardio HIIT»** en el sentido de que utiliza las opciones tradicionales de ejercicio basadas en cardio, como son correr y andar en bicicleta.

El modelo básico u original de HIIT consistía en realizar 4, 6, 8 fracciones o *sprints* de 30 seg, a casi máxima intensidad (90 % del VO2 Max), seguido por pausas de 3 o 4 min de baja intensidad, manteniendo una relación trabajo/pausa.

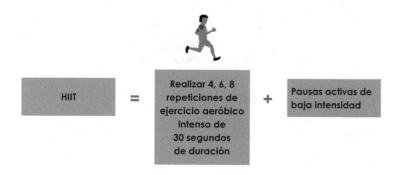

| HIIT | = | Realizar 4, 6, 8 repeticiones de ejercicio aeróbico intenso de 30 segundos de duración | + | Pausas activas de baja intensidad |

Sin embargo, algunos entrenamientos **«estilo HIIT»** que se practican actualmente incluyen una **combinación de ejercicios de fuerza o velocidad y ejercicio aeróbico;** tienen otra estructura respecto al **HIIT original** y, por lo tanto, cambia el tipo de entrenamiento realizado, aunque siga siendo siempre un tipo de **ejercicio fraccionado**.

La cantidad de formas en que se pueden configurar los entrenamientos **estilo HIIT** es casi infinita y probablemente esta multitud de opciones sea una de las razones por las que muchas personas de diferentes edades, distintos niveles de condición física y variedad de experiencias con el ejercicio parecen

preferir ésta, al modo continuo (por ejemplo, trotar 40 min seguidos).

Aunque la planificación e implementación de HIIT es algo más complejo que el ejercicio continuo, su flexibilidad lo convierte en una opción muy atractiva tanto para los **nuevos deportistas** como para todos aquellos que buscan mejorar su aptitud física y no disponen de mucho tiempo.

Una consideración importante que se debe tener en cuenta respecto al HIIT es que brinda la oportunidad de experimentar los beneficios adicionales del ejercicio intenso sin crear una experiencia negativa o desagradable.

Un factor que merece especial atención y contribuye a su eficacia es que el HIIT, a pesar de requerir un plus de esfuerzo durante su ejecución, aporta a las personas un mayor nivel de confort.

Este efecto puede estar justificado por el hecho de que el HIIT incluye pausas o períodos de descanso activos durante el ejercicio y la de éste es más corta.

El HIIT brinda una gran oportunidad para mejorar la salud y la aptitud física.

Todo lo que se necesita es un poco de paciencia para encontrar el estilo y el enfoque correcto de HIIT y la voluntad para probar nuevas versiones y variaciones del ejercicio.

A las personas físicamente activas y a los deportistas les sería muy positivo incluir la «**experiencia HIIT**» dentro de un buen programa de entrenamiento; les generaría confianza respecto del ejercicio, favoreciendo **la continuidad** en el cumplimiento de un programa de entrenamiento a largo plazo.

El HIIT ha demostrado ser inmensamente popular entre los entusiastas del ejercicio físico, tanto es así que se encuentra entre las tendencias más importantes del mundo

en los últimos años según encuesta anual realizada por el Colegio Americano de Medicina Deportiva. (67, 68)

Medidas de seguridad del HIIT

Como cualquier programa de ejercicio que se pretenda iniciar, el entrenamiento intervalado requiere de un período de adaptación, sobre todo en personas que han estado bastante tiempo sin hacer ejercicio o que son muy sedentarias.

1. Las personas con un estilo de vida sedentario o que habitualmente mantienen períodos de inactividad física prolongados pueden tener un mayor riesgo de enfermedad coronaria con el ejercicio de alta intensidad.
2. Factores de riesgo cardiovasculares, tales como historia familiar, tabaquismo, hipertensión, diabetes (o prediabetes), niveles anormales de colesterol y sobrepeso u obesidad pueden aumentar el riesgo.

Recomendaciones médicodeportivas

- **Obtener la autorización del médico y realizar todos los estudios recomendados para obtener el APTO físico** es una medida de seguridad esencial para cualquier persona que decida comenzar a entrenar HIIT o cualquier entrenamiento de ejercicio intenso.
- **Tener una condición física de base. La condición física aeróbica y la fuerza muscular** son importantes para poder realizar rutinas HIIT sin riesgo de lesiones.
- **Comienzo despacio.** Antes de comenzar un programa HIIT, deberías alcanzar un nivel básico físico; esto significa realizar actividad física regular de 3 a 5 veces por semana por 20 a 60 min por sesión a una intensidad moderada/intensa.

- **Progresividad gradual siempre.** Aunque el término HIIT implica alta intensidad, realiza los ejercicios a una intensidad que te permita hacerlos en la forma correcta (con buena técnica); el entrenamiento regular te dará la oportunidad de agregar intensidad con el tiempo.
- **Entrenamiento invisible significa respetar los días de descanso.** Evita hacer más de tres sesiones HIIT por semana, ya que recuperarse es una parte importante de la fórmula.
- **La consulta con un fisiólogo o médico deportólogo** y el asesoramiento de un entrenador o profesor de educación física puede resultar clave para obtener un buen plan personalizado.

HIIT de moderada y alta intensidad

Las investigaciones sugieren que un buen enfoque para los entrenamientos estilo HIIT supone evitar la combinación de intervalos de trabajo largos y/o extremadamente intensos.

El HIIT de intensidad baja y moderada puede ser clave como método de entrenamiento en el tiempo para promover la pérdida de grasa. Una revisión recientemente editada en el *British Journal of Sports Medicine* (85), muestra que el HIIT puede ser realizado por casi todas las personas **y que la intensidad alta es relativa, sólo tenemos que saber cómo adaptarlo a cada persona.**

Por lo tanto, si tienes problemas de rodilla y no puedes correr, puedes pedalear o incluso nadar. Para una persona joven y saludable, un *sprint* podría implicar correr a alta velocidad, mientras que para una persona anciana, caminar a paso lento podría ser suficiente.

Investigaciones emergentes sostienen que el HIIT tiene beneficios para la **salud vascular, cardiometabólica** y **del cere-**

bro (45, 87), tal como lo evidencian recientes publicaciones, demostrando que el estudio científico del HIIT en la prevención y tratamiento de enfermedades está en pleno desarrollo y que el mismo ha nacido del campo de la fisiología del ejercicio y del entrenamiento.

La consulta a un fisiólogo o a un médico deportólogo es muy recomendable. Y disponer del asesoramiento de un entrenador o profesor de educación física calificado es esencial para obtener un plan personalizado.

Hay programas comunitarios, por ejemplo, AKIBILI en el País Vasco, el BAC en Buenos Aires, que ofrecen este tipo de asesoramiento a la comunidad de forma gratuita, y también equipos de entrenamiento donde puedes buscar consejos profesionales para que logres éxito en tu plan de actividad física o entrenamiento, sobre todo si estás en esta fase de ejercicio avanzado. (80, 81, 82)

Seven: todo el ejercicio necesario en 7 minutos

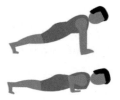

El Seven es un entrenamiento con el propio peso corporal que tiene como objetivo mejorar la fuerza y resistencia muscular. (46)

¿Qué es Seven?

Seven o 7-Minute Workout es una rutina para entrenar o hacer actividad física publicada en el *ACSM's Health & Fitness Journal* en 2013 (46) y que está disponible en aplicaciones que se pueden descargar en móviles y tablets. Permite realizar un entrenamiento en circuito en un tiempo muy corto durante el cual se trabajan los principales grupos musculares en forma ordenada.

El gran atractivo de Seven radica en que uno puede realizar la rutina guiado por un entrenador virtual que indica los ejercicios y su orden de ejecución, tiempos de trabajo y los de recuperación. Así, al presentarse como aplicación en medios electrónicos, seduce a mucha gente que de otra manera no haría actividad física. (46, 47)

Recomendaciones médico deportivas y contraindicaciones del Seven (46)

- **Como todo programa de ejercicio, para realizar esta rutina se recomienda la autorización previa del médico, principalmente un examen cardiológico completo.**

- Debido a la elevada demanda de intensidad de estos ejercicios, el Seven puede estar contraindicado en personas que tienen sobrepeso, obesidad, muy sedentarios, que hayan sufrido una lesión previamente o de edad avanzada.

- Para personas con **hipertensión arterial** o **enfermedad del corazón,** no son recomendables los ejercicios isométricos (por ejemplo, estar sentado con la espalda apoyada en la pared o hacer la plancha) dado que el esfuerzo isométrico eleva la presión arterial; los ejercicios isométricos pueden ser sustituidos por ejercicios dinámicos.

- A todas las personas se les recomienda evitar la maniobra de Valsalva (79) involuntaria durante los ejercicios de fuerza porque puede provocar una respuesta hipertensiva, sobre todo en principiantes.

Maniobra de Valsalva: (79, 172)

Al hacer un esfuerzo muscular intenso de corta duración, solemos **contener el aire** en los pulmones en lugar de expulsarlo, lo cual tiene efectos negativos sobre la salud cardiovascular en personas que padecen presión arterial alta. **Se debe evitar siempre contener la respiración** durante el levantamiento del peso y durante la realización de los ejercicios de fuerza, ya que puede dar lugar a respuestas extremadamente altas de la presión arterial. (172)

Seven : Descripción breve de la rutina *(7-Minute Workout, 46)*

Cada ejercicio se realiza durante **30** segundos haciendo un descanso de **10** segundos entre ejercicio y ejercicio. El tiempo total de la rutina es de **7** minutos. El circuito se puede realizar 1, 2 o 3 veces.

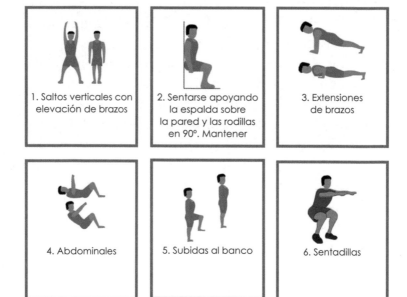

1. Saltos verticales con elevación de brazos

2. Sentarse apoyando la espalda sobre la pared y las rodillas en 90°. Mantener

3. Extensiones de brazos

4. Abdominales

5. Subidas al banco

6. Sentadillas

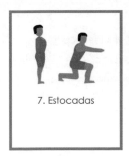
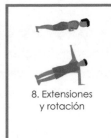
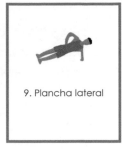

| 7. Estocadas | 8. Extensiones y rotación | 9. Plancha lateral |

Todos los ejercicios se pueden realizar con el propio peso corporal y en cualquier lugar (casa, oficina, habitación de hotel cuando viajas, etc.). Además, deben realizarse en el orden indicado, ya que su objetivo es permitir que los grupos musculares opuestos alternen entre ejercicio y descanso.

Busca en Google, Seven *apps* para descargar: *7- Minute Workout.* (60)

ANEXO I
Prevención de la fatiga visual

La **prevención de la fatiga visual** está contemplada en las recomendaciones ergonómicas y de vida saludable que se han brindado en este libro, directa e indirectamente. Los cambios posturales frecuentes, la actividad física y la vida activa (que incluya pausas y recreos frecuentes sin pantalla) son claves para mantener un sistema visual saludable. Este anexo hace referencia a los efectos del uso excesivo de pantalla sobre la salud de los ojos y brinda algunas recomendaciones específicas con el objetivo de prevenir la fatiga visual.

«Los ojos están diseñados para ver en la luz, no la luz».

Buenas prácticas para prevenir el estrés y la fatiga visual

Tiempo total sin pantalla
Limitar el tiempo total de pantalla a lo largo del día y realizar *descansos* sin teléfono móvil durante la jornada de trabajo.

Pausas y recreos sin pantalla
Las pausas y recreos programados son una buena oportunidad para descansar la vista. Intenta evitar el uso de pantallas durante estos períodos de tiempo; por ejemplo, si trabajas en un *call center*, aprovecha las pausas que tengas para moverte de tu sitio y desplazarte, incluyendo intervalos sin mirar pantallas (incluido el móvil). Todas estas medidas ayudan a prevenir la fatiga visual.

Para más detalle del plan de movilidad y pausas activas, ver otras partes del libro.

Plan de descanso visual

Incorporar *descansos* visuales frecuentes (cada 15 o 20 min) durante la jornada laboral es un hábito sencillo que ayuda a reducir el estrés y la fatiga visual. Mirar a lo lejos permite que tus ojos se relajen.

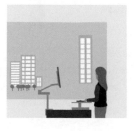

Microdescansos: regla 20, 20, 20
Consisten en apartar la mirada de la pantalla durante 20 segundos cada 20 minutos enfocando a una distancia lejana de 20 pies (unos 6 metros).

Cerrar los ojos y parpadear con frecuencia
Los expertos destacan también la importancia de que no haya reflejos en la pantalla, de adoptar una postura correcta delante del PC y de cerrar los ojos (puedes cubrirlos un momento con las palmas de las manos) y parpadear con frecuencia.

Técnicas de enfoque
Descansar la visión variando el enfoque:
1. Mirar a través de una ventana tan lejos del área de trabajo como sea posible.
2. Enfocar un objeto que esté lejos.
3. Mover los ojos hacia los alrededores y mirar otros objetos.
4. Repetir frecuentemente durante la jornada de trabajo.

Distancia visual adecuada

La fatiga ocular está ocasionada por largos períodos continuos de visualización próxima de pantallas digitales. No acercar los ojos a la pantalla es una recomendación clave porque los ojos realmente deben trabajar más para ver de cerca que de lo lejos.

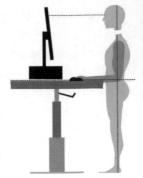

En reposo el ojo está enfocado naturalmente para ver de lejos y a una distancia media. Mantener el enfoque en un objeto que se encuentra a una distancia corta supone un esfuerzo adicional y por lo tanto se debe sostener solo durante un tiempo determinado. Cuando forzamos nuestra vista a fijarse en pantallas de dispositivos, portátiles o fijos, estamos manteniendo ese esfuerzo.

> Alejar el monitor a la distancia del brazo. Es posible que además de esto haya que ajustar el tamaño de la letra.

Otras recomendaciones para mejorar la ergonomía visual

- Evitar reflejos y deslumbramientos en la pantalla.
- Se puede instalar *software* para controlar la luz azul.
- Siempre que sea posible, colocar la pantalla perpendicular a la ventana (si esta existiera).
- La distancia a la pantalla debe ser entre 50 y 75 cm, manteniéndola ligeramente por debajo de la línea horizontal de visión (10-15 cm).
- Utilizar buena iluminación.

- Mantener una buena postura.
- Levantarse, moverse, si es posible cada 30 min.
- Realizar una visita de rutina al oftalmólogo y también en caso de necesitar corregir posibles alteraciones refractivas.

Síntomas de estrés o fatiga visual y factores que lo aumentan

Síntomas de estrés visual (71)
- Picor de ojos.
- Enrojecimiento, hinchazón (ojos hinchados), lagrimeo.
- Dolor de cabeza y de los ojos.
- Visión borrosa.
- Ojos secos.
- Cambios de graduación óptica.
- Fatiga visual.
- Etc.

Factores que aumentan el estrés o la fatiga visual (71)
- Tamaño pequeño de la letra.
- Ajustes poco adecuados de contraste y brillo, encandilamientos.
- Dificultad para distinguir los colores.
- Distancia muy corta entre la pantalla y los ojos.
- Enfocar por encima de la altura de los ojos.
- Mala iluminación.
- Tareas que requieren altos niveles de concentración.
- Falta de *descanso* y de pausa.
- Factores individuales.

Ergonomía visual (69)

Los estándares de ergonomía para entornos de oficina contemporáneos deben incluir información básica sobre las capacidades y limitaciones del sistema visual humano para que los diseñadores y fabricantes puedan crear productos y diseños que sean **saludables, seguros, cómodos y productivos para los usuarios finales.**

Asesoría en ergonomía visual

Muchas veces durante el trabajo realizado en el ordenador, la persona se inclina hacia delante en su escritorio para ver el monitor, contribuyendo con esto a su malestar de cuello y hombros.

Algunas soluciones pueden ser fáciles de implementar por parte del usuario, tal como aumentar el tamaño de la letra del ordenador para mejorar el confort visual.

Sin embargo, otras soluciones no son tan obvias y requieren de una asesoría en ergonomía visual para proporcionar una respuesta más específica al problema. **La ergonomía visual es una ciencia que pretende alcanzar un buen equilibrio entre lo que una persona puede ver y las exigencias visuales de una tarea.** (70)

La filosofía subyacente a la ergonomía visual incluye los factores humanos y las recomendaciones ergonómicas para lograr un equilibrio entre las demandas del entorno de trabajo y las necesidades, capacidades y limitaciones de las personas. Si se consigue este equilibrio, entonces el medioambiente de trabajo será **sano, seguro, cómodo y productivo.** (73)

Gran parte de esta área especializada de la ergonomía está actualmente a cargo de profesionales que investigan en universidades, aunque también hay ergonomistas visuales que trabajan y asesoran de forma privada.

Foco en la iluminación: diseño centrado en el ser humano (72)

El trabajo con pantallas requiere una iluminación no demasiado brillante para evitar deslumbramientos.

Una inadecuada repartición de luminancias en el campo visual puede provocar fenómenos de deslumbramiento, los cuales, a su vez, son origen de fatiga visual.

Estos deslumbramientos pueden ser:

- Por contraste, debido a la excesiva diferencia entre las luminancias del plano posterior y el de la pantalla.
- Y deslumbramientos repetidos si en la pantalla se refleja la cara del usuario, objetos de la vecindad o algún foco luminoso.

Para evitar los deslumbramientos, las pantallas deben ser mates, con viseras laterales y superiores o filtros reticulados amovibles. Las teclas también deben ser mates, de color claro con los signos oscuros, de tono distinto para cada tipo de función.

El usuario debe poder regular tanto la luminosidad como el contraste.

Otras medidas que tener en cuenta para evitar reflexiones:

- Las paredes y superficies deben estar pintadas en colores no brillantes.
- El campo situado detrás del usuario debe ser de luminancia lo más débil posible.

119

- La pantalla debe colocarse de forma perpendicular a las ventanas y es preferible que éstas queden a la izquierda del usuario.
- La pantalla debe quedar alejada de las ventanas para que el exceso de iluminación diurna no dificulte la adaptación de los ojos del usuario a la relativa oscuridad de la pantalla.
- La línea de visión del usuario a la pantalla debería ser paralela a las lámparas del techo.

Las lámparas del techo no deben estar colocadas encima del usuario y deben estar provistas de difusores para conseguir una mayor uniformidad en la distribución de la luz.

Comprobar que las lámparas están correctamente apantalladas, de manera que no produzcan deslumbramiento ni causen reflejos molestos.

El diseño centrado en el ser humano es
un enfoque para el desarrollo de sistemas
interactivos con el usuario que tiene como
objetivo hacer que los sistemas y diseños sean
útiles y respondan a sus necesidades y requisitos;
para ello, se aplica la ergonomía,
el conocimiento médico y oftalmológico
y técnicas de usabilidad entre otras.
El diseño centrado en el ser humano reconoce
la importancia de los contextos individuales y
ambientales en la creación de iluminación
y de espacios utilizables. Además alienta a los
diseñadores a ver a los usuarios como seres
humanos reales con vidas reales y complejas

y no solamente como cifras o datos estadísticos.
Este enfoque mejora la eficiencia, el bienestar
humano, la satisfacción del usuario, la
accesibilidad y la sostenibilidad. Ayuda además
a prevenir posibles efectos adversos tanto en la
salud humana, como en la seguridad y en el
rendimiento.

ANEXO II
Conceptos

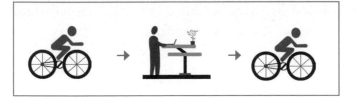

Conceptos relacionados con la actividad física

Actividad física

La OMS define la actividad física (32) como cualquier movimiento corporal producido por los músculos esqueléticos, con el consiguiente consumo de energía. Incluye las actividades realizadas al trabajar en la oficina, el juego y los viajes, las tareas domésticas y las actividades recreativas.

Ejercicio

La expresión «actividad física» no se debería confundir con «ejercicio», que es una subcategoría de actividad física planificada, estructurada y repetitiva y tiene como objetivo mejorar o mantener uno o más componentes del estado físico. (51, 54)

MET

A menudo se utilizan los equivalentes metabólicos (MET) para expresar la intensidad de las actividades físicas. Los MET son la razón entre el metabolismo de una persona durante la realización de un trabajo y su metabolismo basal.

Un MET se define como el costo energético de estar sentado y es equivalente a un consumo de 1 kcal/kg/h. Se calcula que, en comparación con esta situación, el consumo calórico es de unas 3 a 6 veces mayor (3-6 MET) cuando se realiza una actividad de intensidad moderada, y más de 6 veces mayor (> 6 MET) cuando se realiza intensamente. (17)

Conceptos relacionados con la vida activa

Vida activa

Vida activa incluye cualquier movimiento o actividad física realizada en el tiempo de ocio, en los desplazamientos de un lugar a otro, en el trabajo y en las tareas domésticas, en las actividades recreativas, etc. Todas estas actividades son beneficiosas para la salud.

Estilo de vida activo

Alcanzamos un estilo de vida activo cuando integramos la actividad física en las ocupaciones de la vida diaria.

Vida activa cada día

Ser activo todos los días de la semana. Buscar oportunidades para moverse y caminar. Acumular de 2 a 4 h diarias de **actividades ligeras y posturas de pie**.

La vida activa también implica minimizar la cantidad de tiempo en posturas sentadas prolongadas, realizando pausas y recreos para interrumpir los períodos de estar sentado tan frecuentemente como sea posible.

Actividad física ligera

La actividad física ligera, que ha sido frecuentemente incluida dentro la conducta sedentaria, es en realidad un concepto distinto. Su correspondencia en número de MET se asocia a 1,6-2,9 MET. Puede asociarse a actividades como levantarse, caminar despacio, cocinar, lavar platos. (21)

Conceptos relacionados con el sedentarismo

Sedentarismo

El sedentarismo es definido en el sentido estricto (viene del latín «sedere») como un tiempo pasado en posición sentado.

Persona sedentaria

Es aquella que permanece mucho tiempo en postura sentada con un gasto energético < de 1.5 MET. (35, 51)

Conducta sedentaria (35, 51)

Conductas que no incrementan sustancialmente el gasto energético sobre el nivel de reposo e incluyen actividades como dormir, permanecer sentado, yacer tumbado y ver la televisión y otras formas de entretenimiento basadas en la observación de una pantalla. **El equivalente en MET corresponde a 1-1,5 MET.**

Inactividad física

Estado de relativo reposo físico que no procura suficiente estímulo a los órganos humanos para mantener sus estructuras, funciones y regulaciones normales. (35)

Conceptos relacionados con el ejercicio fraccionado o intervalado

Entrenamiento intervalado

El entrenamiento intervalado o *Interval Training* implica realizar fracciones cortas de ejercicio intenso, alternados con pausas, generalmente de baja intensidad.

Entrenamiento a intervalos aeróbico de alta intensidad

- **El entrenamiento intervalado aeróbico de alta intensidad** requiere esfuerzos «casi máximos» y tiene como objetivo mejorar la resistencia aeróbica.

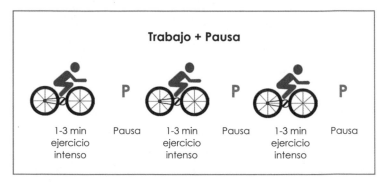

- **El entrenamiento intervalado aeróbico de alta intensidad** requiere de fracciones de ejercicio intenso de 1 a 3 minutos de duración, entremezclado con pausas (o períodos de recuperación) que duran entre 1 min y 1 min 30 seg.

HIIT (del inglés *high intensity interval training*)

Los programas de entrenamiento HIIT generalmente involucran fracciones cortas de ejercicio de alta intensidad seguidas de un período corto de recuperación activa.

Cada fase puede variar desde unos pocos segundos hasta unos pocos minutos y se realiza en un rango de intensidades.

- **HIIT aeróbico o «cardio HIIT»:** utiliza las opciones tradicionales de ejercicio basadas en cardio, como correr y ciclismo.
- **HIIT con ejercicio de fuerza o velocidad:** son rutinas de entrenamientos *estilo HIIT* que incluyen ejercicios de fuerza, potencia o velocidad, pero que tienen otro formato trabajo/pausas respecto al HIIT aeróbico.

Conceptos relacionados con la ergonomía

Ergonomía

Derivado del griego «ἔργου» (ergon, 'trabajo') y «νόμος» (nomos, 'ley'); el término denota la ciencia del trabajo.

La ergonomía (o estudio de los factores humanos) es la disciplina científica que se ocupa de las interacciones entre los seres humanos y el medio. También aplica teorías, principios, datos y métodos al diseño con objeto de optimizar el bienestar del ser humano y el resultado global del sistema.

La ergonomía ayuda a armonizar aquello que interactúa con las personas en referencia a sus necesidades, habilidades y limitaciones.

La ergonomía tiene en consideración factores físicos, cognitivos, sociales, organizacionales y ambientales con un enfoque «holístico» en el que cada uno de estos factores no deben ser analizados aisladamente, sino en su interacción con los demás. (91)

Ergonomía de oficina

El objetivo principal de la ergonomía de oficina es mejorar la salud, seguridad, eficiencia y bienestar de la gente que trabaja con ordenadores. (104)

La ergonomía de oficina debe ser funcional y dinámica (no estática), atendiendo a que el cuerpo pueda incorporar movimiento durante las tareas laborales con cambios de posición frecuentes y con pausas de movilidad.

La ergonomía y la vida activa son parte de un programa de vida saludable, son sinérgicos, consiguen que las personas sean saludables, creativas, con mayor nivel de bienestar y menor riesgo de fatiga y de TME (trastornos músculo esqueléticos). (105)

ANEXO III
Beneficios de la actividad física y vida activa

Beneficios de la actividad física

Se considera suficientemente demostrado de forma científica que la actividad física está asociada con una mejor salud y bienestar para toda la vida, así como con la prevención de la mortalidad prematura y de múltiples enfermedades. (88)

La actividad física regular de intensidad moderada (como caminar, andar en bicicleta o hacer deporte) tiene considerables beneficios para la salud. (87)

La actividad física regular y en niveles adecuados mejora el estado muscular y cardiorrespiratorio así como la salud ósea y funcional reduciendo el riesgo de hipertensión, la cardiopatía coronaria, los accidentes cerebrovasculares y la diabetes. Además, es fundamental para el equilibrio energético y el control del peso. (87)

Beneficios de la actividad física relacionados con la salud

BENEFICIOS DE LA ACTIVIDAD FÍSICA

- Disminución de la incidencia de enfermedades cardiovasculares y de mortalidad por enfermedades cardíacas y accidentes cerebrovasculares.
- Menor incidencia de hipertensión arterial.
- Baja incidencia de diabetes tipo 2.
- Reduce el riesgo de progresión de la enfermedad cardiovascular.
- Reduce el riesgo de aumento de la presión arterial con el tiempo.
- Reduce el riesgo de mortalidad cardiovascular.

- Reduce el riesgo de los indicadores de la enfermedad: glucemia, presión arterial, lípidos en la sangre, índice de masa corporal.
- Mejora la función cognitiva, agudeza mental, memoria y aprendizaje.
- Mejor función cognitiva después de episodios de actividad aeróbica (efecto agudo).
- Mejora el bienestar y la calidad de vida.
- Reduce la ansiedad y la depresión en personas sanas (y en casos ya existentes).
- Reduce el riesgo de enfermedades mentales.
- Reduce el riesgo de aumento de peso.
- Previene la recuperación del peso después de hacer una dieta restrictiva.
- Tiene un efecto sinérgico en la pérdida de peso cuando se combina con una restricción dietética moderada.

Fuente: Adaptado de *Exercise is Medicine* (33). Esta tabla es de 2018 Physical Activity Guidelines Advisory Committee Scientific Report, February 2018, Part D: Integrating the Evidence. Visita https://health.gov/paguidelines/second-edition/ report.aspx para acceder al informe completo.

Beneficios de la actividad física en la salud cardiovascular (92)
- Disminución de la incidencia en las enfermedades cardiovasculares, incluyendo la apoplejía y también la insuficiencia cardíaca.
- Disminución de la mortalidad en las enfermedades cardiovasculares.

- Reducción de la presión arterial (en personas con presión arterial normal, prehipertensión e hipertensión).
- Disminución de la incidencia de hipertensión.
- Pérdida de peso, especialmente cuando se combina con cambios en la dieta para reducir la ingesta de calorías.
- Prevención de la recuperación de peso después de la pérdida de peso.
- Reducción o disminución de la ganancia de peso con el tiempo.
- Disminución de la incidencia de diabetes mellitus tipo 2 (incluye aquellos con cualquier peso corporal).
- Disminución del riesgo de perfil lipídico adverso.

 La actividad física (tanto moderada como intensa) es beneficiosa para la salud. (88)

Beneficios de la vida activa

Beneficios de la actividad física ligera
El simple cambio postural, como ponerse de pie y moverse dentro del espacio de la oficina, es considerado actividad física ligera siendo **muy beneficioso para las personas que trabajan sentadas.**

Beneficios de acumular pasos en el día (94)
Estudios recientes respaldan que a mayor cantidad de pasos diarios existe menor riesgo de mortalidad por diferentes causas.

Cada incremento de 2000 pasos por día hasta los 10 000 pasos ayuda a disminuir el riesgo cardiovascular. (94)

Riesgos del sedentarismo

En los últimos años, una variedad de importantes investigaciones internacionales ha producido pruebas convincentes de que hay una multitud de riesgos graves para la salud relacionados con el comportamiento sedentario. (90)

El comportamiento sedentario está fuertemente asociado con un mayor riesgo de mortalidad por enfermedad cardiovascular, presión arterial alta y diabetes mellitus tipo 2.

Según la Organización Mundial de la Salud, más de 1400 millones de adultos corren el riesgo de contraer enfermedades cardiovasculares, diabetes tipo 2, demencia y algunos cánceres por no realizar suficiente ejercicio.

La actividad física insuficiente es uno de los factores de riesgo de mortalidad más importantes a escala mundial y va en aumento en muchos países, lo que agrava la carga de enfermedades no transmisibles y afecta al estado general de salud de la población en todo el planeta. Las personas que no hacen suficiente ejercicio físico presentan un riesgo de mortalidad entre un 20 % y un 30 % superior al de aquellas que son lo suficientemente activas.

Una persona sedentaria tiene un mayor riesgo de padecer: (1, 51)
- Enfermedades cardiovasculares: hipertensión, colesterol, enfermedad cardíaca, trombosis y embolia.
- Enfermedades metabólicas: sobrepeso, obesidad y diabetes.
- Trastornos musculoesqueléticos: hernias discales, pérdida de elasticidad, dolor lumbar y cervical.
- Trastornos psicológicos: depresión.
- Cáncer: de mama y de colon.

Beneficios del HIIT (del inglés *High Intensity Interval Training*)

El entrenamiento aeróbico estilo HIIT mejora la salud cardiovascular y metabólica, y aumenta el rendimiento aeróbico de forma similar, y a menudo en niveles superiores, respecto al ejercicio continuo tradicional de intensidad moderada. (96) **HIIT puede promover adaptaciones fisiológicas que están vinculadas a una mejor salud. (96)**

BENEFICIOS DEL HIIT	
Capacidad aeróbica	HIIT aumenta los niveles de VO2 max.
Salud metabólica	El entrenamiento aeróbico estilo HIIT mejora la sensibilidad a la insulina.
Salud cardiovascular	El entrenamiento aeróbico estilo HIIT mejora la salud endotelial.

HIIT, óxido nítrico y salud vascular

Los beneficios del ejercicio aeróbico para mejorar la salud y la función de los **vasos sanguíneos** están relacionados con las **células endoteliales**, las cuales liberan óxido nítrico y tienen potentes efectos vasodilatadores que protegen la función cardiovascular y la salud. La función adecuada de estas células endoteliales asegura una distribución eficiente del flujo sanguíneo. Los estudios de investigación demuestran claramente mayores mejoras en la función endotelial después de HIIT en comparación con el ejercicio continuo. También se ha demostrado que HIIT puede mejorar la elasticidad arterial. (96)

ANEXO IV
Páginas web, aplicaciones y vídeos recomendados

Páginas web recomendadas

Actividad física y vida activa
Centre for Active Living
www.centre4activeliving.ca/

SMArT Work
www.smartworkandlife.co.uk/

Exercise is Medicine
www.exerciseismedicine.org/

Aktibili
https://aktibili.wordpress.com/
Physical Literacy. Movement Preparation
http://physicalliteracy.ca/access-the-resources/

Mugiment
https://mugiment.eus/es/

10 000 steps. Every step counts
www.10000steps.org.au/

Recomendaciones mundiales para la actividad física (OMS)
www.who.int/dietphysicalactivity/publications/
9789241599979/es/

Ergonomía
Calculadora de altura de escritorio ergonómico. Workspace planner
www.ergotron.com/en-au/tools/workspace-planner

OSH WiKI Ergonomics
https://oshwiki.eu/wiki/Ergonomics

Get Britain Standing. Riesgos del sedentarismo
www.getbritainstanding.org/research.php

SMArT Work. Sitting Calculator
www.smartworkandlife.co.uk/sitting-calculator

Get Britain Standing
www.getbritainstanding.org/index.php

Factores humanos y ergonomía IEA
www.iea.cc/whats/index.html

Universidad de Cornell
http://ergo.human.cornell.edu/

Jennifer Long Visual Ergonomics
www.visualergonomics.com.au/

Filtros de luz azul
http://ergonomics.uq.edu.au/hfesa2016/HFESA_2016_pro-
ceedings/Index_files/Long.pdf

Riesgos en ergonomía
www.insst.es/riesgos-ergonomicos1

Aplicaciones y vídeos recomendados

Actividad física y vida activa
7 MINUTE WORKOUT® /App
The Workout App That Helps You Make Every Minute
Count
https://7minuteworkout.jnj.com/

App 1 minuto para tu salud Got A Minute For Your Health
https://itunes.apple.com/us/app/got-minute-for-your-health-
one-minute-fitness-workouts/id904412914?mt=8

Active 10
www.nhs.uk/oneyou/active10/
home#G9m7oSSiepSSTVut.99

Podómetro APPS para el móvil (hay muchísimas más)
https://play.google.com/store/apps/details?id=pedometer.
steptracker.calorieburner.stepcounter&hl=es_AR

Seven: 7 Minute Workout (Vídeo)
www.youtube.com/watch?v=ECxYJcnvyMw

SMArT Work. Stand more at Work. Self-monitoring and Prompt Apps
www.smartworkandlife.co.uk/apps

Tu pausa activa / Ejercicios (Ministerio de Salud de la Argentina)
www.argentina.gob.ar/tupausaactiva

Vídeo de pausa activa (Ministerio de Salud de la Argentina)
www.youtube.com/watch?v=Xwiac4znfbQ

Brouwse workouts / Vídeos / Rutinas de ejercicios
www.healthier.qld.gov.au/fitness/exercises/

Vídeo rutina Síntesis de Óxido Nítrico Dr. Bush
www.youtube.com/watch?v=PwJCJToQmps

Gimnasia laboral Vídeo 1
www.youtube.com/watch?v=hS10Ip5Pfg4

Gimnasia laboral Vídeo 2
www.youtube.com/watch?v=6I-dYzLINFc

Why sitting is bad for you (Vídeo)
https://ed.ted.com/lessons/why-sitting-is-bad-for-you-murat-dalkilinc

Referencias

1. Organización Mundial de la Salud. Inactividad física. www.who.int/es/news-room/fact-sheets/detail/physical-activity

2. Organización Mundial de la Salud. ENT. www.who.int/es/news-room/fact-sheets/detail/noncommunicable-diseases

3. BMJ 2018;363:k3870 www.bmj.com/content/ 363/bmj.k3870 Effectiveness of the Stand More AT (SMArT) Work intervention: cluster randomised controlled trial (2018).

4. The SMArT Work. The Evidence Behind SMArT Work. www.smartworkandlife.co.uk/evidence-base

5. Organización Mundial de la Salud. Tendencias mundiales de inactividad física. www.who.int/gho/ncd/risk_factors/physical_activity/en/

6. Organización Mundial de la Salud. Plan de acción global. Objetivos 2025 OMS. www.who.int/ncds/prevention/physical-activity/global-action-plan-2018-2030/en/

7. Departamento de Salud de Euskadi. Gobierno vasco. Vida saludable. www.euskadi.eus/gobierno-vasco/vida-saludable/inicio/

8. Organización Mundial de la Salud. Actividad física intensa y moderada. www.who.int/dietphysicalactivity/physical_activity_intensity/es/

9. The National Heart, Lung, and Blood Institute (NHLBI). La actividad física y el corazón. www.nhlbi.nih.gov/health-topics/espanol/la-actividad-fisica-y-el-corazon

10. Piercy KL, Troiano RP. (2018) Physical Activity Guidelines for Americans From the US Department of Health and Human Services. *Circ Cardiovasc Qual Outcomes*. 2018;11(11):e005263. Physical Activity Guidelines for Americans From the US Department of Health and Human Services.

11. UKK Institute. Health Promotion material in English. www.ukkinstituutti.fi/en/products-services/health-promotion-material-in-english

12. The American Council on Exercise (ACE) Ace-Sponsored Research: What Is the Optimal FIT to Reduce Sedentary Behavior to Improve Cardiometabolic Health 2018 Shawn M. Keeling, M.S., Christina A. Buchanan, Ph.D., and Lance C. Dalleck, Ph.D., with Daniel J. Green. www.acefitness.org/education-and-resources/professional/certified/research-special-issue/6943/ace-sponsored-research-what-is-the-optimal-fit-to-reduce-sedentary-behavior-to-improve

13. Got A Minute For Your Health one minute fitness workouts to get you standing, combat prolonged sitting and relieve low back pain. https://itunes.apple.com/us/

app/got-minute-for-your-health-one-minute-fitness-workouts/id904412914?mt=8

14. Exercise is Medicine (ACSM). www.exerciseismedicine.org/

15. Canadian Society for Exercise Physiology. Canadian 24-Hour Movement Guidelines: An Integration of Physical. Activity, Sedentary Behaviour, and Sleep http://csep.ca/CMFiles/Guidelines/CSEP_Guidelines_Handbook.pdf

16. Active 10. www.nhs.uk/oneyou/active10/home# G9m7 oSSiepSSTVut.99

17. Organización Mundial de la Salud. Actividad moderada y actividad intensa (OMS)

18. Gibala, Martin J. Ph.D.; Heisz, Jennifer J. Ph.D.; Nelson, Aimee J. Ph.D. *ACSM's Health & Fitness Journal:* November/December 2018 - Volume 22 - Issue 6 - p 30–34 doi: 10.1249/FIT.0000000000000428 INTERVAL TRAINING FOR CARDIOMETABOLIC AND BRAIN HEALTH. https://journals.lww.com/acsm-health-fitness/Fulltext/2018/11000/INTERVAL_TRAINING_FOR_CARDIOMETABOLIC_AND_BRAIN.9.aspx

19. Alba Camacho-Cardenosa, Javier Brazo-Sayavera, Marta Camacho-Cardenosa, Marta Marcos-Serrano, Rafael Timón, Guillermo Olcina. *Rev. Esp. Salud Publica,* vol.90, Madrid 2016, Epub 21-Nov-2016. Efecto de un protocolo de entrenamiento interválico de alta intensidad sobre masa grasa corporal en adolescentes. http://scielo.isciii.es/scielo.php?script=sci_arttext&pid=S1135-5727 2016000100424

20. Ministerio de Sanidad, Servicios Sociales e Igualdad. Actividad Física para la Salud y Reducción del Sedenta-

rismo. Recomendaciones para la población. Estrategia de Promoción de la Salud y Prevención en el SNS. Madrid, 2015. www.mscbs.gob.es/profesionales/saludPublica/prevPromocion/Estrategia/docs/Recomendaciones_ActivFisica_para_la_Salud.pdf

21. Buckley JP, Hedge A, Yates T, et al. (2015). The sedentary office: an expert statement on the growing case for change towards better health and productivity. *Br J Sports Med.* 2015; 49(21): 1357-1362

22. SMArT Work. Individual resource www.smartworkandlife.co.uk/individual-resource

23. Cornell University. Ergonomics https://sp.ehs.cornell.edu/osh/occupational-health/ergonomics/Pages/default.aspx

24. Get Britain Standing Expert Statement on the Sedentary Office www.getbritainstanding.org/expert_statement.php

25. SMArT Work evidence base www.smartworkandlife.co.uk/evidence-base

26. Instituto Nacional de Seguridad y Salud en el Trabajo. Cuestionario de molestias www.insst.es/InshtWeb/Contenidos/Documentacion/TextosOnline/Folletos/Ergonomia/Ficheros/f_espalda.pdf

27. Organización Mundial de la Salud. Actividad física. www.who.int/es/news-room/fact-sheets/detail/physical-activity

28. Active Working. http://activeworking.com/

29. Organización Mundial de la Salud. Prevalence of insufficient physical activity. www.who.int/gho/ncd/ risk_factors/physical_activity/en/

30. Organización Mundial de la Salud. Global action plan on physical activity 2018–2030: more active people for a

healthier world.   www.who.int/ncds/prevention/physical-activity/global-action-plan-2018-2030/en/

31. Organización Mundial de la salud. Vida sedentaria. www.who.int/dietphysicalactivity/factsheet_inactivity/es/

32. Organización Mundial de la salud. Estrategia mundial sobre régimen alimentario, actividad física y salud. https://www.who.int/dietphysicalactivity/pa/es/

33. Exercise is Medicine. www.exerciseismedicine.org/ spain/

34. Departamento de Salud de Euskadi. Gobierno vasco. www.euskadi.eus/gobierno-vasco/vida-saludable/inicio/

35. Mugiment. https://mugiment.eus/es/ Proyecto colaborativo para lograr una sociedad vasca activa.

36. Organización Mundial de la Salud. Recomendaciones mundiales para la actividad física. www.who.int/dietphysicalactivity/factsheet_recommendations/es/

37. Galicia Saludable. Xunta Galicia. http://galiciasaudable.xunta.gal/portada

38. Buckley JP, et al. Br J Sports Med 2015;0:1–6. doi: 10.1136/bjsports-2015-094618 The sedentary office: a growing case for change towards better health and productivity. Expert statement commissioned by Public Health England and the Active Working Community Interest Company. http://getbritainstanding.org/pdfs/BJSM_Expert%20Statement%202015_06.pdf

39. 10000 steps. Every step counts. www.10000steps.org.au/

40. e-Saludable. Enero 2019. Promoción de la salud. Muévete y reduce el sedentarismo en la oficina. www.e-saludable.com/empresa-saludable/muevete-y-reduce-el-sedentarismo-en-la-oficina/

41. Charlotte L Edwardson, Tom Yates, Stuart J H Biddle, Melanie J Davies, David W Dunstan, Dale W Esliger, Laura J Gray, Benjamin Jackson, Sophie E O'Connell, Ghazala Waheed, Fehmidah Munir, *BMJ* 2018; 363 (Published 10 October 2018) *BMJ* 2018;363:k3870 www.bmj.com/content/363/bmj.k3870

42. Centre for Active living. www.centre4activeliving.ca/

43. Mandsager K, Harb S, Cremer P, et al. Association of Cardiorespiratory Fitness With Long-term Mortality Among Adults Undergoing Exercise Treadmill Testing. JAMA Network Open. 2018; 1(6): e183605. doi: 10.1001/jamanetworkopen.2018.3605 (JAMA Network Open),

44. Canadian Physical Activity Guidelines Canadian Sedentary Behaviour Guidelines. http://csep.ca/CMFiles/Guidelines/CSEP_Guidelines_Handbook.pdf

45. Gibala, Martin J. Ph.D.; Heisz, Jennifer J. Ph.D.; Nelson, Aimee J. Ph.D. ACSM's Health & Fitness Journal: November/December 2018 - Volume 22 - Issue 6 - p 30-34 doi: 10.1249/FIT.0000000000000428. INTERVAL TRAINING FOR CARDIOMETABOLIC AND BRAIN HEALTH. https://journals.lww.com/acsm-healthfitness/Fulltext/2018/11000/INTERVAL_TRAINING_FOR_CARDIOMETABOLIC_AND_BRAIN.9.aspx

46. Klika, Brett C.S.C.S., B.S.; Jordan, Chris M.S., C.S.C.S., NSCA-CPT, ACSM HFS/APT Author Information ACSM's Health & Fitness Journal: May/June 2013 - Volume 17 - Issue 3 - p 8-13. HIGH-INTENSITY CIRCUIT TRAINING USING BODY WEIGHT: Maximum Results With Minimal Investment http://goo.gl/ddbHP

47. 7 Minute Workout. www.youtube.com/watch?v= ECxY JcnvyMw

48. Robinson et al., 2017, Cell Metabolism 25, 581–592 March 7, 2017ª 2017 Elsevier Inc. Graphical Abstract. www.cell.com/cell-metabolism/pdfExtended/S1550-4131(17)30099-2

49. Exercise is Medicine. www.exerciseismedicine.org/

50. Podómetro APPS para el móvil. https://play.google.com/store/apps/details?id=pedometer.steptracker.calorieburner.stepcounter&hl=es_AR

51. Aktibili contenidos. www.osakidetza.euskadi.eus/r85-gkgnrl00/es/contenidos/informacion/aktibili_01/es_aktibili/aktibili.html

52. Organización Mundial de la Salud. Mets. www.who.int/dietphysicalactivity/physical_activity_intensity/es/

53. Physical Literacy. Movement Preparation. http://physicalliteracy.ca/access-the-resources/

54. Mugiment. https://mugiment.eus/es/

55. Robert K.Naviaux Mitochondrion. Volumen 46, May 2019, págs. 278-297. Metabolic features and regulation of the healing cycle. A new model for chronic disease pathogenesis and treatment. www.sciencedirect.com/science/article/pii/S1567249183011053?via%3Dihub#ab0005

56. Active 10. www.nhs.uk/oneyou/active10/home# G9m7 oSSiepSSTVut.99

57. World Confederation for Physical Therapy. Como medir la actividad física. www.wcpt.org/sites/wcpt.org/files/files/wptday/17/Infographics/Spanish/MeasuringPhysicalActivity_infographic_A3_FINAL_Spanish_profprint.pdf

58. Kyu HH, Bachman VF, Alexander LT, et al. Physical activity and risk of breast cancer, colon cancer, diabetes, ischemic heart disease, and ischemic stroke events: systematic review and dose-response meta-analysis for the Global Burden of Disease Study 2013. *BMJ.* 2016;354: i3857. Published 2016 Aug 9. www.bmj.com/content/354/bmj.i3857

59. Reinald Pamplona Department of Experimental Medicine, Faculty of Medicine, University of Lleida, IRB, Lleida, c/Montserrat Roig-2, 5008 Lleida, Spain. *Journal of Aging Research.* Volumen 2011, Article ID 807108, 9 págs. www.hindawi.com/journals/jar/2011/807108/ Mitochondrial DNA Damage and Animal Longevity: Insights from Comparative Studies

60. 7 Minute Workout. https://play.google.com/store/apps/details?id=com.minhphan.android.seven

61. Akins JD, Crawford CK, Burton HM, Wolfe AS, Vardarli E, Coyle EF. (1985). Inactivity induces resistance to the metabolic benefits following acute exercise. *J Appl Physiol (1985).* 2019;126(4):1088–1094.

62. American College of sport Medicine. www.acsm.org/

63. World Confederation for Physical. Mets Minuto/Semana. www.wcpt.org/sites/wcpt.org/files/files/wptday/17/Infographics/Spanish/MeasuringPhysicalActivity_infographic_A3_FINAL_Spanish_profprint.pdf

64. Claude Bouchard, Roy J. Shephard Thomas Stephens, Physical Activity, Fitness and Health: International Proceedings and Concensus Statement (1994). Human Kinetics Publishers (1 de abril de 1994).

65. Fox y Matthews Interval Training: Conditioning for Sports and General Fitness.

66. Marcus Kilpatrick Interval-based exercise: So many names, so many possibilities. Oct 26, 2017. www.acsm.org/blog-detail/acsm-blog/2017/10/26/interval-based-exercise-many-names-possibilities

67. Thompson, Walter R. Ph.D., FACSM. *ACSM's Health & Fitness Journal:* Noviembre/diciembre 2017 - Volumen 21 - tema 6. - p 10-19. WORLDWIDE SURVEY OF FITNESS TRENDS FOR 2018. https://journals.lww.com/acsm-healthfitness/Fulltext/2017/11000/WORLDWIDE_SURVEY_OF_FITNESS_TRENDS_FOR_2018__The.6.aspx

68. American College of Sport Medicine ACSM. Fitness Trends for 2019. www.acsm.org/read-research/acsm-fitness-trends

69. International Ergonomics Association. Visual Ergonomics. www.iea.cc/about/technical.php?id=51df9 aa27e bf9

70. Visual ergonomics at work and leisure Jennifer Long and Hans Richter In consultation with Magne Helland, Marino Menozzi e and Allan Toomingas Work 47 (2014) 419–420 419 DOI 10.3233/WOR-141820IOS Press. www.iea.cc/upload/51df9aa27ebf9_fa_53 9e042c 1c46e.pdf

71. Jennifer Long Visual Ergonomics. www.visualergonomics.com.au/

72. Light in Focus: Human-Centred Design. www.iesanz.org/lighting-conference

73. Canadian Society for Exercise Physiology Pre-Screening for Physical Activity: Get Active Questionnaire. https://store.csep.ca/pages/getactivequestionnaire

74. Nitric Oxide Dump. Health benefits. www.nitricoxide-dump.com/

75. Jennifer Long Healthy, Safe and Productive by Design. Proceedings of the 51st Annual Conference of the Human Factors and Ergonomics Society of Australia. 6-9 November, Gold Coast, Queensland. Healthy, safe, comfortable and productive workplaces: A visual ergonomics perspective. http://ergonomics.uq.edu.au/hfesa2016/HFESA_2016_proceedings/Index_files/Long.pdf

76. The Department of Health Australian Government. Australia's Physical Activity and Sedentary Behaviour Guidelines and the Australian. 24-Hour Movement Guidelines. www.health.gov.au/internet/main/publishing.nsf/Content/health-pubhlth-strateg-phys-act-guidelines#npa1864

77. Ejercicios. Dr. Mercola. Entrenamiento para liberar óxido nítrico. https://ejercicios.mercola.com/sitios/ejercicios/archivo/2018/01/05/mejore-salud-mitocondrial-oxido-nitrico.aspx

78. ZACH BUSH MD. 4 Minute Workout. www.youtube.com/watch?v=PwJCJToQmps

79. Exercise is Medicine. High Blood Pressure (Hypertension). www.exerciseismedicine.org/support_page.php/high-blood-pressure-hypertension/

80. Departamento de Salud de Euskadi. Estrategias proyectos de actividad física. www.osakidetza.euskadi.eus/contenidos/informacion/aktibili_01/es_aktibili/adjuntos/Estrategias_proyectos_promoci%C3%B3n_actividad_fisica.pdf

81. Buenos Aires. Subsecretaría de Deportes destinada al running. Buenos Aires Corre (BAC). www.buenosaires. gob.ar/deportes/actividades-gratuitas/buenos-aires-corre

82. Runners World en español. Eliud Kipchoge. «Nunca me saltaré un entrenamiento». www.runnersworld.com/es/ training/a26810649/eliud-kipchoge-entrenamiento/

83. Departamento de Salud de Euskadi. Iniciativas alimentación saludable. www.euskadi.eus/informacion/iniciativas-para-una-alimentacion-saludable-en-euskadi/ web01-a2osabiz/es/

84. Occupational Safety and Health Administration (OSHA). Computer Workstations eTool. www.osha.gov/ SLTC/etools/computerworkstations/

85. Viana RB, Naves JPA, Coswig VS, et al. (2019) Is interval training the magic bullet for fat loss? A systematic review and meta-analysis comparing moderate-intensity continuous training with high-intensity interval training (HIIT). *Br J Sports Med*. 2019; 53 (10): 655-664.

86. Astrand I, Astrand Po, Christensen Eh, Hedman R: (1960) Intermittent muscular work. *Acta Physiol Scand.* 1960; 48: 448-453.

87. Organización Mundial de la Salud. Beneficios de la actividad física. www.who.int/es/news-room/fact-sheets/ detail/physical-activity

88. Warburton DER, Bredin SSD. (2017) Health benefits of physical activity: a systematic review of current systematic reviews. Curr Opin Cardiol. 2017; 32(5): 541-556. www.ncbi.nlm.nih.gov/pubmed/28708630

89. SMArT Work. Sitting Calculator. www.smartworkand-life.co.uk/sitting-calculator

90. Get Britain Standing. Health Risks . Riesgos del sedentarismo. www.getbritainstanding.org/research.php

91. International Ergonomics Association. Definition and Domains of Ergonomics. www.iea.cc/whats/index.html

92. Katrina L. Piercy, PhD, RD Richard P. Troiano, PhD. (2018) Circ Cardiovasc Qual Outcomes. 2018; 11: e005263. www.ahajournals.org/doi/pdf/10.1161/ CIRCOUTCOMES.118.005263. Physical Activity Guidelines for Americans From the US Department of Health and Human Services Cardiovascular Benefits and Recommendations.

93. Organización Mundial de la Salud. Vida activa. www. who.int/es/news-room/fact-sheets/detail/physical-activity

94. Kraus WE, Janz KF, Powell KE, et al. (2019) Daily Step Counts for Measuring Physical Activity Exposure and Its Relation to Health. *Med Sci Sports Exerc*. 2019; 51(6): 1206-1212.

95. American College of Sport Medicine. ACSM Fitness Trends. HIIT. www.acsm.org/read-research/acsm-fitness-trends

96. Kilpatrick, Marcus W.; Jung, Mary E.; Little, Jonathan P. (2014) *ACSM's Health & Fitness Journal:* Septiembre/octubre 2014 - Volumen 18 - tema 5 - págs. 11-16 High-Intensity Interval Training: A Review of Physiological and Psychological Responses. https://journals.lww.com/ acsm-healthfitness/Fulltext/2014/09000/HIGH_INTENSITY_INTERVAL_TRAINING__A_Review_ of.5.aspx

97. Klika, Brett C.S.C.S., B.S.; Jordan, Chris M.S., C.S.C.S., NSCA-CPT, ACSM HFS/APT HIGH-INTENSITY

CIRCUIT TRAINING USING BODY WEIGHT: Maximum Results With Minimal Investment, ACSM's Health & Fitness Journal: May/June 2013 - Volume 17 - Issue 3 - p 8-13 doi: 10.1249/FIT.0b013e31828cb1e8

98. UKK Institute. Health-Enhancing Physical Activity - Time Frame of Biological Changes. www.ukkinstituutti. fi/filebank/650-terveysliikunnan_vaikutusaika-engl.pdf

99. Centros para la prevención y control de enfermedades (CDC). El calor y los deportistas. www.cdc.gov/es/disasters/extremeheat/athletes.html

100. Centre for Active Living. Increasing Physical Activity and Decreasing Sedentary Behaviour in the Workplace. www.centre4activeliving.ca/our-work/centre-resources/increase-PA-and-decrease-sedentary-in-workplace/

101. Dan Benardot PhD, DHC, RD, LD, FACSM American College of Sports Medicine www.acsm.org/read-research/books/acsms-nutrition-exercise-science

102. Mayo Clinic. Ejercicio aeróbico: cómo precalentar y enfriar el cuerpo. www.mayoclinic.org/es-es/healthy-lifestyle/fitness/in-depth/exercise/art-20045517

103. Mayo Clinic. Estar en forma. www.mayoclinic.org/es-es/healthy-lifestyle/fitness/in-depth/fitness/art-20046433?p=1

104. OSHWIKI. Office ergonomics. https://oshwiki.eu/wiki/Ergonomics#Ergonomics_in_office_work

105. OSHWIKI. Musculoskeletal disorders. https://oshwiki.eu/wiki/Introduction_to_musculoskeletal_disorders

106. OIT Organización Internacional del Trabajo, 2019. Seguridad y Salud en el centro del futuro del trabajo. www.ilo.org/safework/events/safeday/WCMS_ 687617/lang--es/index.htm

107. Instituto Nacional de Seguridad y Salud en el Trabajo. IV Encuentro de la Red Española de Empresas Saludables: Empresas seguras, sanas, sostenibles y solidarias en la nueva era digital. www.insst.es/-/iv-encuentro-de-la-red-espanola-de-empresas-saludables-empresas-seguras-sanas-sostenibles-y-solidarias-en-la-nueva-era-digital

108. Organización Mundial de la Salud. Musculoskeletal conditions. www.who.int/news-room/fact-sheets/ detail/ musculoskeletal-conditions

109. Exercise is Medicien. Being Active When You Have Blood Lipid Disorders (ACSM). www.exerciseismedicine.org/assets/page_documents/EIM_Rx%20for%20Health_Blood%20Lipids%20Disorders.pdf

110. Organización Mundial de la Salud. Definición de salud. www.who.int/es/about/who-we-are/frequently-asked-questions

111. Ergonautas. www.ergonautas.upv.es/

112. Ergonautas. Método Rosa. www.ergonautas.upv.es/metodos/rosa/rosa-ayuda.php

113. Scholz A, Wendsche J, Ghadiri A, Singh U, Peters T, Schneider S. (2019) Methods in Experimental Work Break Research: A Scoping Review. *Int J Environ Res Public Health*. 2019; 16 (20): 3844. 2019 Oct 11.

114. Christine Haseler, Ranulf Crooke, Tobias Haseler. Promoting physical activity to patients *BMJ* 2019; 366: l5230. www.bmj.com/content/366/bmj.l5230

115. Methods in Experimental Work Break Research: A Scoping Review Int. J. Environ. *Res. Public Health* 2019, 16, 3844; www.mdpi.com/journal/ijerph

116. OSHWIKI Ergonomics good practice reducing hazards and risks. https://oshwiki.eu/wiki/Ergonomics_in_Office_Work

117. Pedersen BK. (2019) Physical activity and muscle-brain crosstalk. *Nat Rev Endocrinol*. 2019; 15(7): 383-392.

118. Instituto Nacional de Seguridad y Salud en el Trabajo. *El impacto de las TIC en la salud de los jóvenes trabajadores. IV Encuentro de la red española de empresas saludables.* www.insst.es/-/iv-encuentro-de-la-red-espanola-de-empresas-saludables-empresas-seguras-sanas-sostenibles-y-solidarias-en-la-nueva-era-digital

119. Get Britain Standing. http://getbritainstanding.org/start.php

120. Organización Mundial de la Salud. Definición de salud. www.who.int/es/about/who-we-are/frequently-asked-questions

121. Mark A. *Febbraio Nature Reviews Endocrinology* 13, 72-74 (2017) Exercise metabolism in 2016: Health benefits of exercise – more than meets the eye!

122. Spine Health. Ejercicios para cervicalga. www.spine-health.com/espanol/dolor-de-cuello/ejercicios-de-cuello-para-la-cervicalgia

123. Sihawong R, Janwantanakul P, Jiamjarasrangsi W. Effects of an exercise programme on preventing neck pain among office workers: a 12-month cluster-randomised controlled trial. Occup Environ Med. 2014; 71 (1): 63-70. doi:10.1136/oemed-2013-101561

124. OSHWIKI EU. Recommendations and interventions to decrease physical inactivity at work. https://oshwiki.eu/wiki/Recommendations_and_interventions_to_decrease_physical_inactivity_at_work

125. Alberto Cordero, M. Dolores Masiáa, Enrique Galveb (2014) *Revista Española de cardiología.* Ejercicio físico y salud. www.revespcardiol.org/es-ejercicio-fisico-salud-articulo-S0300893214002656 Vol. 67. Núm. 9, págs. 748-753 (Septiembre 2014).

126. Daniel J Tyrrell, Muriel Blin, Jianrui Song, Sherri Wood, Min Zhang, Daniel A Beard, y Daniel Goldstein. https://doi.org/10.1161/CIRCRESAHA.119.315644. Circulation Research Age-Associated Mitochondrial Dysfunction Accelerates Atherogenesis.

127. Sihawong R., Janwantanakul P., Jiamjarasrangsi. Weffects of an exercise programme on preventing neck pain among office workers: a 12-month cluster-randomised controlled trial. *Occupational and Environmental Medicine* 2014; 71: 63-70. https://oem.bmj.com/content/71/ 1/63.long

128. Harvard University Sustainability. Green.Harvard.Edu/ Eventguide. https://green.harvard.edu/campaign/sustainable-meeting-and-event-guide

129. Exercise Right. How Does Exercise Boost Workplace Mental Health. https://exerciseright.com.au/boosting-workplace-mental-health-exercise/

130. Centros de prevención y control de enfermedades (CDC). Beneficios del ejercicio en el agua. www.cdc.gov/ healthywater/swimming/esp/health_benefits_water_ exercise-esp.html

131. Todo fluye. *Mens sana in corpore sano.* https://todofluye. wordpress.com/2007/09/16/mens-sana-in-corpore-sano/

132. Cornell University. Ergonomic. https://sp.ehs.cornell. edu/osh/occupational-health/ergonomics/Pages/default. aspx

133. Kaliniene G, Ustinaviciene R, Skemiene L, Januskevicius V. (2013) Associations between neck musculoskeletal complaints and work related factors among public service computer workers in Kaunas. *Int J Occup Med Environ Health.* 2013; 26 (5): 670-681. www.ncbi.nlm.nih.gov/pubmed/24254652

134. Ergonautas. Método RULA. www.ergonautas.upv.es/metodos/rula/rula-ayuda.php

135. Monika Bodwal, Priyanka Rana, Shabnam Joshi (2017) Prevalence of Neck Pain and Laptop Using Behaviour Among post Graduate. *International Journal of Physiotherapy and Research,* Int J Physiother Res 2017, Vol. 5 (4): 2271-75. ISSN 2321-1822 DOI. https://dx.doi.org/10.16965/ijpr.2017.185

136. Kazuhiro Watanabe, Norito Kawakami, Yasumasa Otsuka y Shigeru Inoue. Associations among workplace environment, self-regulation, and domainspecific physical activities among whitecollar workers: a multilevel longitudinal study. www.ncbi.nlm.nih.gov/pmc/articles/PMC5984456/pdf/12966_2018_Article_681.pdf. Int J Behav Nutr Phys Act. 2018; 15: 47.Published online 2018 May 31. doi: 10.1186/s12966-018-0681-5PMCID: PMC5984456

137. Organización Mundial de la Salud. Ambientes de trabajo saludables: un modelo para la acción. https://apps.who.int/iris/bitstream/handle/10665/44317/9789243599311_spa.pdf;jsessionid=3C1FA557388D324531A2B4C7FECBBFB2?sequence=1

138. Congreso Latinoamericano de Ergonomía. www.congresoulaergo.com.ar/Site/index.php

139. Centre for Active living Increasing Physical Activity and Decreasing Sedentary Behaviour in the Workplace Workplace intervention. www.centre4activeliving.ca/media/filer_public/a1/95/a19568ba-c309-4861-92eb-8d0182864bbd/workplace-intervention-binder-all.pdf

140. Centre for Active living Increasing. New sedentary behaviour definitions: A terminology consensus project by the Sedentary Behaviour Research Network. www.centre4activeliving.ca/news/2017/10/sedentary-behaviour-terminology-definitions/

141. André Scholz, Johannes Wendsche, Argang Ghadiri, Usha SinghTheo, Peters Stefan Schneider (2019) Methods in Experimental Work Break Research:A Scoping Review. www.ncbi.nlm.nih.gov/pmc/articles/PMC6843288/pdf/ijerph-16-03844.pdf

142. Cornell University. http://ergo.human.cornell.edu/culaptoptips.html

143. The conversation com Three reasons you have neck pain – and why 'bad posture' probably isn't one of them. https://theconversation.com/three-reasons-you-have-neck-pain-and-why-bad-posture-probably-isnt-one-of-them-121159?fbclid=IwAR0AZuNqJ-9n5UyiG6u-C5ij7s9nssU5KQIw4ghsy3

144. Gintaré Kaliniene 1, Ruta Ustinaviciene, Lina Skemiene, Vidmantas Januskevicius (2013) Int J Occup Med Environ Health 26 (5), 670-81 Oct 2013. Associations Between Neck Musculoskeletal Complaints and Work Related Factors Among Public Service Computer Workers in Kaunas. www.ncbi.nlm.nih.gov/pubmed/24254652

145. Ergonautas. Método RULA. www.ergonautas.upv.es/metodos/rula/rula-ayuda.php

146. Centros de prevención y control de enfermedades. Beneficios del ejercicio en el agua. www.cdc.gov/healthywater/swimming/esp/health_benefits_water_exercise-esp.html

147. Gasibat, Qais & Simbak, Nordin & Abd Aziz, Aniza. (2017). Stretching Exercises to Prevent Work-related Musculoskeletal Disorders. A Review Article. *American journal of sports science & medicine*. 5. 27-37. DOI: 10.12691/ajssm-5-2-3.

148. Mayo Clinic. Hipoglucemia reactiva. www.mayoclinic.org/es-es/diseases-conditions/diabetes/expert-answers/reactive-hypoglycemia/faq-20057778

149. Singh Simon. El último teorema de Fermat CIA. Naviera Ilimitada Editores (2018).

150. OSHA Ergonomics Computer Workstations eTool. www.osha.gov/SLTC/etools/computerworkstations/positions.html

151. Dai De - Dai Sheng - Ma Rong - Zheng Xuan (Autor). *El libro de los ritos* (El clásico confuciano de la ética y los valores). Buenos Aires, 2013. Quadrata, Colección Puente Luna, 128 págs. Primera edición. www.minervalibros.com.uy/el-libro-de-los-ritos-3463.html

152. Dirige hoy info. *Harvard Business Review*. Establece pautas saludables en tu equipo de trabajo. https://dirigehoy.info/free/1_minute_tips/establece-estandares-saludables-de-trabajo-para-tu-equipo/

153. Francisco Javier Robles-Palazon y Pilar Sainz de Baranda. Facultad de Ciencias del Deporte. Universidad de Murcia. Campus de Excelencia Internacional Regional

«Campus Mare Nostrum». Programas de entrenamiento neuromuscular para la prevención de lesiones en jovenes deportistas. Revision de la literatura.

154. Ergotron tool Workspace planner. www.ergotron.com/en-au/tools/workspace-planner

155. Ergotron guidelines Workplace Planner Workspace. www.ergotron.com/portals/0/literature/guidelines/workspace-planning-tool-worksheet.pdf

156. Medline plus. Guía para una buena postura. https://medlineplus.gov/spanish/guidetogoodposture.html

157. Cornell University Sitting vs Standing. www.ergonomicconnection.com/Cornell-University-Research-on-Sitting-vs.-Standing.aspx

158. José R de Berrazueta. El Nobel para el óxido nítrico. La injusta exclusión del Dr. Salvador Moncada. Vol. 52. Núm. 4. págs. 221-226 (Abril 1999). *Revista Española de Cardiología*. Óxido nítrico. www.revespcardiol.org/es-el-nobel-el-oxido-nitrico-articulo-X0300893299000742?redirect=true

159. Nitric oxide dump. The Best Exercise for Your Mitochondrial Health. www.nitricoxidedump.com/

160. Nisoli E, Carruba MO. Nitric oxide and mitochondrial biogenesis. J Cell Sci. 2006; 119 (Pt 14): 2855-2862. doi:10.1242/jcs.03062. https://pubmed.ncbi.nlm.nih.gov/ 16825426-nitric-oxide-and-mitochondrial-biogenesis/

161. Get Britain Standing. The Sitting Problem. http://getbritainstanding.org/sitting-problem.php

162. Buckley JP, et al. Br J Sports Med 2015; 0: 1-6. doi: 10.1136/bjsports-2015-094618. The sedentary office: a growing case for change towards better health and pro-

ductivity. Expert statement commissioned by Public Health England and the Active Working Community Interest Company. www.getbritainstanding.org/lara_base/public/pdfs/gbs/expert_statement.pdf

163. Elemental Daily walking targets are the easiest way for the average person to get their minimum daily dose of physical activity Markham Heid. Diciembre 12, 2019. https://elemental.medium.com/whats-the-least-amount-of-exercise-you-need-to-stay-healthy-a857b73cec6c

164. SMArT Work. www.smartworkandlife.co.uk/

165. Public Health England Guidance Physical activity: applying All Our Health Updated 16 octubre 2019. www.gov.uk/government/publications/physical-activity-applying-all-our-health/physical-activity-applying-all-our-health

166. Get Britain Standing. On Your Feet Britain. http://onyourfeetday.com/britain

167. Get Britain Standing/Start. http://getbritainstanding.org/start.php

168. Sociedad Argentina de Cardiología (SAC). Apto físico. www.sac.org.ar/paso-a-paso/evaluacion-cardiovascular-pre-deportiva/

169. Terjung, Ronald L. Adaptaciones musculares al entrenamiento aeróbico. *Revista de Actualización en Ciencias del Deporte,* Vol. 17. 1998.

170. Tremblay MS, Esliger DW, Tremblay A, Colley. R (2007). Incidental movement, lifestyle-embedded activity and sleep: new frontiers in physical activity assessment. *Can J Public Health.* 2007; 98 Suppl 2: S208-S217.

171. Munir et al. BMC Public Health (2018) 18:319 https://doi.org/10.1186/s12889-018-5187-1 Stand More AT

Work (SMArT Work): using the behaviour change wheel to develop anintervention to reduce sitting time in theworkplace. https://bmcpublichealth.biomedcentral. com/articles/10.1186/s12889-018-5187-1

172. American College of Sports Medicine. Exercise for the Prevention and Treatment of Hypertension. Implications and Application. www.acsm.org/all-blog-posts/ certification-blog/acsm-certified-blog/2019/02/ 27/ exercise-hypertension-prevention-treatment

173. David A. Raichlen, Gene E. Alexander. Scientific American Why Your Brain Needs Exercise. www.scientificamerican.com/article/why-your-brain-needs-exercise/

174. Blog de la Cátedra de Cultura Científica de la Universidad del País Vasco. Juan Ignacio Pérez, catedrático de Fisiología . El flujo sanguíneo se reorganiza en respuesta a las necesidades.

175. G. Orlandi. Instituto de Neurología, Universidad de Pisa, Italia. Evaluación Doppler transcraneal de la velocidad del flujo cerebral en reposo y durante los movimientos voluntarios en sujetos sanos jóvenes y ancianos.

176. Munir et al. BMC Public Health (2018) 18:319. www. smartworkandlife.co.uk/evidence-base

177. Mayo Clinic. Andar en bicicleta para una mejor salud. www.mayoclinic.org/es-es/healthy-lifestyle/fitness/indepth/cycle-your-way-to-better-health/art-202 70194

178. Exercise is Medicine. Health Care Providers Action Guide www.exerciseismedicine.org/support_page.php/ provider-action-guide/

179. 10000 steps. Counting Your Steps. www.10000 steps. org.au/articles/counting-steps/

Bibliografía

10000 steps. Every step counts. Challenge yourself, friends and work-mates to the 10,000 Steps program. www.10000steps.org.au/

7 Minute Workout. www.youtube.com/watch?v=ECxYJcn vyMw

Active 10. Exercise… made easy. www.nhs.uk/oneyou/active10/home# G9m7oSSiepSSTVut.99

Active Working Community Interest Company. https://getbritainstan-ding.org/pdfs/BJSM_Expert%20Statement% 202015_06.pdf

Active Working. Active Working increases employee wellness and per-formance through break-up & reduction of workplace sedentary behaviour. http://activeworking.com/

Active Working Community Interest Company. Expert Statement commissioned by Public Health England and the Active Working Community Interest Company

AKINS, J. D.; CRAWFORD, C. K.; BURTON, H. M.; WOLFE, A. S.; VAR-DARLI, E. y COYLE, E. F. (2019): Inactivity induces resistance to the metabolic benefits following acute exercise. *J Appl Physiol (1985)*. 2019; 126(4):1088–1094.

Aktibili contenidos. www.osakidetza.euskadi.eus/r85-gkgnrl00/es/con-tenidos/informacion/aktibili_01/es_aktibili/aktibili.html

American College of Sport Medicine. ACSM Fitness Trends for 2019. www.acsm.org/read-research/acsm-fitness-trends

American College of Sport Medicine. ACSM Fitness Trends. HIIT. www.acsm.org/read-research/acsm-fitness-trends

American College of Sport Medicine. Interval-based exercise: So many names, so many possibilities. Marcus Kilpatrick | Oct 26, 2017. www.acsm.org/blog-detail/acsm-blog/2017/10/26/interval-based-exercise-many-names-possibilities

American College of Sport Medicine. Ten Things You Need to Know About Sports NutritionDan Benardot, PhD, DHC, RD, LD, FACSM es profesor emérito de la Universidad Estatal de Georgia, autor del título *ACSM's Nutrition for Exercise Science*. www.acsm.org/read-research/resource-library/resource_detail?id=ee72031c-0a53-4992-9abb-d2d01cef225a

American College of Sports Medicine. Exercise for the Prevention and Treatment of Hypertension. Implications and Application. www.acsm.org/all-blog-posts/certification-blog/acsm-certified-blog/2019/02/27exercise-hypertension-prevention-treatment

American Council on Exercise (ACE) ACE-SPONSORED RE-SEARCH: What Is the Optimal FIT to Reduce Sedentary Behavior to Improve Cardiometabolic Health 2018 Shawn M. Keeling, M.S., Christina A. Buchanan, Ph.D., and Lance C. Dalleck, Ph.D., con Daniel J. Green. www.acefitness.org/education-and-resources/professional/certified/research-special-issue/6943/ace-sponsored-research-what-is-the-optimal-fit-to-reduce-sedentary-behavior-to-improve

ASTRAND, I.; ASTRAND, P. O.; CHRISTENSEN, E. H. y HEDMAN R. (1960): Intermittent muscular work. *Acta Physiol Scand.* 1960; 48: 448-453.

AKINS, J. D.; CRAWFORD, C. K.; BURTON, H. M.; WOLFE, A. S.; VARDARLI E. y COYLE E. F. (1985): Inactivity induces resistance to the metabolic benefits following acute exercise. *J Appl Physiol (1985).* 2019;126 (4): 1088-1094

Bente Klarlund Pedersen Physical (2019) Activity and Muscle-Brain Crosstalk. Nat Rev Endocrinol. 15 (7), 383-392 Jul 2019.

BERRAZUETA, J.: Hospital Universitario Marqués de Valdecilla. (1999) Universidad de Cantabria. Santander. El Nobel para el óxido nítrico. La injusta exclusión del Dr. Salvador Moncada. www.revespcardiol.org/es-el-nobel-el-oxido-nitrico--articuloX0300893299000742?redirect= true Vol. 52. Núm. 4. págs. 221-226 (Abril 1999)

Blog de la Cátedra de Cultura Científica de la Universidad del País Vasco. Juan Ignacio Pérez, catedrático de Fisiología. El flujo sanguíneo se reorganiza en respuesta a las necesidades.

BODWAL, M.; RANA, P. y SHABNAM, J. (2017): Prevalence of Neck Pain and Laptop Using Behaviour Among Post Graduate Students. *International Journal of Physiotherapy and Research,* Int J Physiother Res 2017, Vol 5 (4): 2271-75. ISSN 2321-1822.

BOUCHARD, C.; STEPHENS, T. y SHEPHARD R. J.: Physical Activity, Fitness and Health: International Proceedings and Concensus Statement (1994). Human Kinetics Publishers (1994).

BRETT, K., C.S.C.S., B.S.; Jordan, Chris M.S., C.S.C.S., NSCA-CPT, ACSM HFS/APT HIGH-INTENSITY CIRCUIT TRAINING USING BODY WEIGHT: Maximum Results With Minimal Investment, ACSM's Health & Fitness Journal: May/June 2013 - Volume 17 - Issue 3 - p 8-13 doi: 10.1249/FIT. 0b013e31828cb1e8

BUCKLEY, J. P.; HEDGE, A.: YATES, T., et al. (2015): The sedentary office: an expert statement on the growing case for change towards better health and productivity. *Br J Sports Med.* 2015; 49(21): 1357-1362.

Buenos Aires. Subsecretaría de Deportes destinado al running. Buenos Aires Corre (BAC). www.buenosaires.gob.ar/deportes/actividades-gratuitas/buenos-aires-corre

Camacho-Cardenosa, A.; Brazo-Sayavera, J.; Camacho-Cardenosa, M.; Marcos-Serrano, M.; Timón, R. y Olcina, G. (2016): Efecto de un protocolo de entrenamiento interválico de alta intensidad sobre masa grasa corporal en adolescentes. *Rev. Esp. Salud Publica,* vol. 90. Madrid 2016. Epub 21-Nov-2016.

Canadian Society for Exercise Physiology (CSEP). Activity, Sedentary Behaviour, and Sleep. http://csep.ca/CMiles/Guidelines/CSEP_Guidelines_Handbook.pdf

Canadian Society for Exercise Physiology Pre-Screening for Physical Activity: Get Active Questionnaire. https://store.csep.ca/pages/getactivequestionnaire

Canadian Society for Exercise Physiology. Canadian 24-Hour Movement Guidelines: An Integration of Physical. An Integration of Physical, Activity, Sedentary Behaviour, and Sleep. https://csepguidelines.ca/

Centre for Active living Evidence-based physical activity information for practitioners and decision-makers. www.centre4activeliving.ca/

Centre for Active living. New sedentary behaviour definitions: A terminology consensus project by the Sedentary Behaviour Research Network (2017). www.centre4activeliving.ca/news/2017/10/sedentary-behaviour-terminology-definitions/

Centre for Active living Increasing Physical Activity and Decreasing Sedentary Behaviour in the Workplace Workplace intervention. www.centre4activeliving.ca/media/filer_public/a1/95/a19568ba-c309-4861-92eb-8d0182864 bbd/workplace-intervention-binder-all.pdf

Centre for Active Living. Increasing Physical Activity and Decreasing Sedentary Behaviour in the Workplace. www.centre4activeliving.ca/our-work/centre-resources/increase-PA-and-decrease-sedentary-in-workplace/

Centros de prevención y control de enfermedades (CDC). Beneficios del ejercicio en el agua. www.cdc.gov/healthywater/swimming/esp/health_benefits_water_exercise-esp.html

Centros para la prevención y control de enfermedades (CDC). El calor y los deportistas. www.cdc.gov/es/disasters/extremeheat/athletes.html

CORDERO, A.; MASIÁ, M. D. y GALVE, E. (2016): *Revista Española de cardiología.* Ejercicio físico y salud DOI: 10.10 16/j.recesp. 2014.04.007. www.revespcardiol.org/es-ejercicio-fisico-salud-articulo-S0300893 214002656

HASELER, C.; CROOKE, R. y HASELER, T. (2019): Promoting physical activity to patients *BMJ* 2019; 366: l5230. www.bmj.com/content/366/bmj.l5230 *BMJ* 2019; 366: l5230 (Published 17 September 2019).

Congreso Latinoamericano de Ergonomía. www.congresoulaergo.com.ar/Site/index.php

Cornell University. Ergonomics. https://sp.ehs.cornell.edu/osh/occupational-health/ergonomics/Pages/default.aspx

Cornell University Sitting vs Standing. www.ergonomicconnection.com/Cornell-University-Research-on-Sitting-vs.-Standing.aspx

DE, D.; SHENG, D.; RONG, M. y XUAN, Z.: *El libro de los ritos* (El clásico confuciano de la ética y los valores). Buenos Aires, 2013. Quadrata, Colección Puente Luna, 128 págs. Primera edición. www.minervalibros.com.uy/el-libro-de-los-ritos-3463.html

Departamento de Salud de Euskadi, Gobierno vasco. Vida saludable. www.euskadi.eus/gobierno-vasco/vida-saludable/inicio/

Departamento de Salud de Euskadi. Estrategias proyectos de actividad física. www.osakidetza.euskadi.eus/contenidos/informacion/aktibili_01/es_aktibili/adjuntos/Estrategias_proyectos_promoci%C3%B3n_actividad_fisica.pdf

Departamento de Salud de Euskadi. Iniciativas alimentación saludable. www.euskadi.eus/informacion/iniciativas-para-una-alimentacion-saludable-en-euskadi/web01-a2osabiz/es/

Dirige hoy info. *Harvard Business Review*. Establece pautas saludables en tu equipo de trabajo. https://dirigehoy.info/free/1_minute_tips/establece-estandares-saludables-de-trabajo-para-tu-equipo/

Ejercicios. Dr. Mercola. Entrenamiento para liberar óxido nítrico. https://ejercicios.mercola.com/sitios/ejercicios/archivo/2018/01/05/mejore-salud-mitocondrial-oxido-nitrico.aspx

Elemental Daily walking targets are the easiest way for the average person to get their minimum daily dose of physical activity. https://elemental.medium.com/whats-the-least-amount-of-exercise-you-need-to-stay-healthy-a857b73ce c6c

EDWARDSON, C. L.; YATES, T. y BIDDLE, SJH, et al. (2018): Effectiveness of the Stand More AT (SMArT). Work intervention: cluster randomised controlled trial. *BMJ*. 2018;363: k3870. Published 2018 Oct 10. doi:10.1136/bmj.k3870.

Ergonautas. Método RULA. www.ergonautas.upv.es/metodos/rula/rula-ayuda.php

Ergotron Guidelines Workplace Planner Workspace. www.ergotron.com/portals/0/literature/guidelines/workspace-planning-tool-worksheet.pdf

Ergotron tool Workspace planner. www.ergotron.com/en-au/tools/workspace-planner

e-Saludable. Enero 2019. Promoción de la salud. Muévete y reduce el sedentarismo en la oficina. www.e-saludable.com/empresa-saludable/muevete-y-reduce-el-sedentarismo-en-la-oficina/

Exercise is Medicine. Being Active When You Have Blood Lipid Disorders (ACSM). www.exerciseismedicine.org/assets/page_documents/EIM_Rx%20for%20Health_Blood%20Lipids%20Disorders.pdf

Exercise is Medicine. Health Care Providers Action Guide. www.exerciseismedicine.org/support_page.php/provider-action-guide/

Exercise is Medicine. High Blood Pressure (Hypertension). www.exerciseismedicine.org/support_page.php/high-blood-pressure-hypertension/

Exercise Right. How Does Exercise Boost Work Place Mental Health. https://exerciseright.com.au/boosting-workplace-mental-health-exercise/

Febbraio MA.(2017). Exercise metabolism in 2016: Health benefits of exercise - more than meets the eye! *Nat Rev Endocrinol.* 2017;13 (2): 72-74.

Fox y Matthews Interval Training: Conditioning for Sports and General Fitness. First Printing (1974).

GASIBAT, Q.; BIN SIMBAK, N. y ABD AZIZ, A. (2017): Stretching Exercises to Prevent Work-related Musculoskeletal Disorders – A Review Article. *American Journal of Sports Science and Medicine.* Vol. 5, N.º 2, 2017, págs. 27-37. http://pubs.sciepub.com/ajssm/5/2/3

Get Britain Standing. Expert Statement on the Sedentary Office. www.getbritainstanding.org/expert_statement.php

—: Health Risks. Research. www.getbritainstanding.org/research.php

—: The Sitting Problem. http://getbritainstanding.org/sitting-problem.php

—: On Your Feet Britain. http://onyourfeetday.com/britain

GIBALA, MARTIN J. PH.D.; HEISZ, JENNIFER J. PH.D. y NELSON, AIMEE J. PH.D. (2018) *ACSM's Health & Fitness Journal:* Noviembre/diciembre 2018 - Volumen 22 - Tema 6 - págs. 30-34 Interval Training for Cardiometabolic and Brain Health. https://journals.lww.com/acsm-healthfitness/Fulltext/2018/11000/INTERVAL_TRAINING_FOR_CARDIOMETABOLIC_AND_BRAIN.9.aspx

Got A Minute. For Your Health one minute fitness workouts to get you standing, combat prolonged sitting and relieve low back pain. https://itunes.apple.com/us/app

Harvard University Sustainability Green.Harvard.Edu/Eventguide. https://green.harvard.edu/campaign/sustainable-meeting-and-event-guide

HMWE, H. K.; BACHMAN, V. F.; ALEXANDER, L. T.; MUMFORD, J. E.; AFSHIN, A. y ESTEP, K., et al.(2016): Physical activity and risk of breast cancer, colon cancer, diabetes, ischemic heart disease, and ischemic stroke events: systematic review and dose-response meta-analysis for the Global Burden of Disease Study *BMJ* 2016; 354:i3857. www.bmj.com/content/354/bmj.i3857

Instituto Nacional de Seguridad y Salud en el Trabajo. El impacto de las TIC en la salud de los jóvenes trabajadores. IV Encuentro de la red española de empresas saludables. www.insst.es/-/iv-encuentro-de-la-red-espanola-de-empresas-saludables-empresas-seguras-sanas-sostenibles-y-solidarias-en-la-nueva-era-digital

—: IV Encuentro de la Red Española de Empresas Saludables: Empresas seguras, sanas, sostenibles y solidarias en la nueva era digital www.insst.es/-/iv-encuentro-de-la-red-espanola-de-empresas-saludables-empresas-seguras-sanas-sostenibles-y-solidarias-en-la-nueva-era-digital

—: Cuestionario de molestias. www.insst.es/InshtWeb/Contenidos/Documentacion/TextosOnline/Folletos/Ergonomia/Ficheros/f_espalda.pdf

International Ergonomics Association. Visual Ergonomics. www.iea.cc/about/technical.php?id=51df9aa27ebf9

LONG, J.: Healthy, Safe and Productive by Design. Proceedings of the 51st Annual Conference of the Human Factors and Ergonomics Society of Australia. 6-9 November, Gold Coast, Queensland. www.ergonomics.org.au/documents/item/84

—: Visual Ergonomics, Katoomba, Australia. School of Optometry and Vision Science, University of New South Wales, Australia-Healthy, Safe and Productive by Design. Proceedings of the 51st

Annual Conference of the Human Factors and Ergonomics Society of Australia. 6-9 November, Gold Coast, Queensland. www.ergonomics.org.au/documents/item/84

—: Visual Ergonomics. www.visualergonomics.com.au/

—: a,b and RICHTER, H.; with HELLAND, M. d; MENOZZI, M. e y TOO-MINGAS, A. (2014): Visual ergonomics at work and leisure. Work 47 (2014) 419-420 419DOI 10.3233/WOR-141820IOS Press. www.iea.cc/upload/51df9 aa27ebf9_fa_539e042c1c46e.pdf

KALINIENE, G.; USTINAVICIENE, R.; SKEMIENE, L.; VAICIULIS, V. y VASILAVICIUS P. (2016): Associations between musculoskeletal pain and work-related factors among public service sector computer workers in Kaunas County, Lithuania. *BMC Musculoskelet Disord.* 2016; 17 (1): 420. 2016 Oct 7.

KATRINA L. PIERCY, PhD; RD RICHARD P.; TROIANO, PhD. (2018): Circ Cardiovasc Qual Outcomes. 2018; 11: e005263. DOI: 10.1161/CIRCOUTCOMES.118.005263. www.ahajournals.org/doi/pdf/10.1161/CIRCOUTCOMES.118.005263

—: Physical Activity Guidelines for Americans From the US Department of Health and Human Services Circulation: Cardiovascular Quality and Outcomes. 2018; 11: e005263. www.ahajournals.org/doi/10.1161/CIRCOUTCOMES.118. 005263

KILPATRICK, M.; JUNG, W.; MARY, E. y LITTLE, J., P. (2014): *ACSM's Health & Fitness Journal:* September/October 2014 - Volumen 18 -Tema 5 - págs. 11-16 HIGH-INTENSITY INTERVAL TRAINING: A Review of Physiological and Psychological Responses. https://journals.lww.com/acsm-healthfitness/Fulltext/2014/09000/HIGH_INTENSITY_INTERVAL_TRAINING__A_Review_of.5.aspx

KRAUS, W.E.; JANZ, K.F. y POWELL, K. E., et al. (2019): Daily Step Counts for Measuring Physical Activity Exposure and Its Relation to Health. *Med Sci Sports Exerc.* 2019; 51 (6): 1206-1212.

Mandsager, K.: Harb, S.; Cremer, P.; Phelan, D.; Nissen, S. E. y Jaber, W. (2018): Association of Cardiorespiratory Fitness With Long-term Mortality Among Adults Undergoing Exercise Treadmill Testing. *JAMA Netw Open.* 2018; 1 (6): e183605.

Mayo Clinic. Ejercicio aeróbico: cómo precalentar y enfriar el cuerpo. www.mayoclinic.org/es-es/healthy-lifestyle/fitness/in-depth/exercise/art-20045517

—: Andar en bicicleta para una mejor salud. www.mayoclinic.org/es-es/healthy-lifestyle/fitness/in-depth/cycle-your-way-to-better-health/art-20270194

—: Estar en forma. www.mayoclinic.org/es-es/healthy-lifestyle/fitness/in-depth/fitness/art-2004643 3?p=1

—: Hipoglucemia reactiva. www.mayoclinic.org/es-es/diseases-conditions/diabetes/expert-answers/reactive-hypoglycemia/faq-20057778

Medline plus. Guía para una buena postura. https://medlineplus.gov/spanish/guidetogoodposture.html

Ministerio de Sanidad, Servicios Sociales e Igualdad. Actividad física para la salud y reducción del sedentarismo. Recomendaciones para la población. Estrategia de Promoción de la Salud y Prevención en el SNS. Madrid, 2015. www.mscbs.gob.es/profesionales/saludPublica/prevPromocion/Estrategia/docs/Recomendaciones_ActivFisica_para_la_Salud.pdf

Mugiment. https://mugiment.eus/es/ Proyecto colaborativo para lograr una sociedad vasca activa.

Mugiment Twitter @mugimenteuskadi https://twitter.com/mugimenteuskadi?lang=es

Munir, F.; Biddle, SJH. y Davies, MJ., et al. (2018): Stand More AT Work (SMArT Work): using the behaviour change wheel to develop an intervention to reduce sitting time in the workplace. *BMC Public Health.* 2018; 18 (1): 319. 2018 Mar 6.

Naviaux RK. Metabolic features and regulation of the healing cycle. A new model for chronic disease pathogenesis and treatment. *Mitochondrion*. 2019; 46: 278-297. www.sciencedirect.com/science/article/pii/S156724918301053?via%3Dihub#ab0005

Nisoli, E. y Carruba, M. O.: Nitric oxide and mitochondrial biogenesis. *J Cell Sci*. 2006;119 (Pt 14): 2855-2862.

Nitric oxide dump. The Best Exercise for Your Mitochondrial Health. www.nitricoxidedump.com/

Occupational Safety and Health Administration (OSHA). Computer Workstations eTool. www.osha.gov/SLTC/ etools/computerworkstations/

OIT Organización Internacional del Trabajo 2019. Seguridad y Salud en el centro del futuro. www.ilo.org/safework/ events/safeday/ WCMS_687617/lang--es/index.htm

Organización Mundial de la Salud. Actividad física. www.who.int/dietphysicalactivity/pa/es/

—: Beneficios de la actividad física. www.who.int/es/news-room/factsheets/detail/physical-activity

—: Recomendaciones mundiales para la actividad física. www.who.int/dietphysicalactivity/factsheet_recommendations/es/

—: Actividad física intensa y moderada. www.who.int/dietphysicalactivity/physical_activity_intensity/es/

—: (OMS). Prevalence of insufficient physical activity. www.who.int/gho/ncd/risk_factors/physical_activity/en/

—: Enfermedades No Transmisibles. www.who.int/es/news-room/factsheets/detail/noncommunicable-diseases

—: Inactvidad Física. www.who.int/es/news-room/fact-sheets/detail/physical-activity

—: Tendencias mundiales de inactividad física. www.who.int/gho/ncd/risk_factors/physical_activity/en/

—: Ambientes de Trabajo Saludables: un modelo para la acción. https://apps.who.int/iris/bitstream/handle/10665/44317/9789243599311_spa.pdf;jsessionid=3C1FA557388D324531A2B4C7FECBBFB2?sequence=1

—: Definición de salud.www.who.int/es/about/who-we-are/frequently-asked-questions

—: Global action plan on physical activity 2018-2030: more active people for a healthier world. www.who.int/ncds/prevention/physical-activity/global-action-plan-2018-2030/en/

—: Inactividad física. www.who.int/dietphysicalactivity/factsheet_inactivity/es/

—: Mets. www.who.int/dietphysicalactivity/physical_activity_intensity/es/

—: Musculoskeletal conditions. www.who.int/news-room/fact-sheets/detail/musculoskeletal-conditions

—: Plan de acción global Objetivos 2025. www.who.int/ncds/prevention/physical-activity/global-action-plan-2018-2030/en/

ORLANDI, G.: Instituto de Neurología, Universidad de Pisa, Italia. Evaluación Doppler transcraneal de la velocidad del flujo cerebral en reposo y durante los movimientos voluntarios en sujetos sanos jóvenes y ancianos.

OSHA. Ergonomics Computer Workstations eTool. www.osha.gov/SLTC/etools/computerworkstations/

OSHWIKI EU. Recommendations and interventions to decrease physical inactivity at work. https://oshwiki.eu/wiki/Recommendations_and_interventions_to_decrease_physical_inactivity_at_work

OSHWIKI. Musculoskeletal disorders. https://oshwiki.eu/wiki/Introduction_to_musculoskeletal_disorders

—: Ergonomics good practice reducing hazards and risks. https://oshwiki.eu/wiki/Ergonomics_in_Office_Work

—: Office ergonomics. https://oshwiki.eu/wiki/Ergonomics#Ergonomics_in_office_work

PEDERSEN, B. K. (2019): Physical activity and muscle-brain crosstalk. *Nat Rev Endocrinol.* 2019; 15(7): 383-392.

PIERCY, K. L. y TROIANO, R. P. (2018): Physical Activity Guidelines for Americans From the US Department of Health and Human Services. *Circ Cardiovasc Qual Outcomes.* 2018; 11 (11): e005263.

Physical Literacy. Movement Preparation. http://physicalliteracy.ca/physical-literacy/

Podómetro APPS para el móvil. https://play.google.com/store/apps/details?id=pedometer.steptracker.calorieburner.stepcounter&hl=es_AR

Public Health England Guidance Physical activity: applying All Our Health Updated, 16 October 2019. www.gov.uk/government/publications/physical-activity-applying-all-our-health/physical-activity-applying-all-our-health

PAMPLONA, R. (2011): Department of Experimental Medicine, Faculty of Medicine, University of Lleida, IRB, Lleida, c/Montserrat Roig-2, 5008 Lleida, *Spain Journal of Aging Research.* Volumen 2011, Artículo ID 807108, 9 págs. www.hindawi.com/journals/jar/2011/807108/

ROBINSON, M. M.; DASARI ,S. y KONOPKA, A. R., et al. (2017): Enhanced Protein Translation Underlies Improved Metabolic and Physical Adaptations to Different Exercise Training Modes in Young and Old Humans. *Cell Metab.* 2017; 25 (3): 581-592.

ROBLES-PALAZÓN, F. y SAINZ DE BARANDA, P. (2017): Programas de entrenamiento neuromuscular para la prevención de lesiones en jóvenes deportistas. Revisión de la literatura. *SPORT TK-Revista EuroAmericana De Ciencias Del Deporte,* 6 (2), 115-126.

Runners World en español. Eliud Kipchoge. «Nunca me saltaré un entrenamiento». www.runnersworld.com/es/training/a26810649/eliud-kipchoge-entrenamiento/

RAICHLEN, D. A. y ALEXANDER, G. E.: Scientific American. Why Your Brain Needs Exercise. www.scientificamerican.com/article/why-your-brain-needs-exercise/

SCHOLZ, A.; WENDSCHE, J.; GHADIRI, A.; SINGH, U.; PETERS, T. y SCHNEIDER S. (2019): Methods in Experimental Work Break Research: A Scoping Review. *Int J Environ Res Public Health*. 2019; 16 (20): 3844. 2019 Oct 11.

Seven: apps para descargar. 7 Minute Workout. https://play.google.com/store/apps/details?id=com.minhphan.android.seven

SIHAWONG, R.; JANWANTANAKUL, P. y JIAMJARASRANGSI, W. (2014): Effects of an exercise programme on preventing neck pain among office workers: a 12-month cluster-randomised controlled trial. *Occup Environ Med*. 2014; 71 (1): 63-70. https://oem.bmj.com/content/71/1/63.long

SINGH, S.: El último teorema de Fermat. CIA. Navira Ilimitada Editores (2018). www.cuspide.com/9789874682734/El+Ultimo+Teorema+De+Fermat

SMArT Work Evidence Base. www.smartworkandlife.co.uk/evidence-base

—: Sitting Calculator. www.smartworkandlife.co.uk/sitting-calculator

—: F. Individual Resource. www.smartworkandlife.co.uk/individual-resource

Sociedad Argentina de Cardiología (SAC): Apto físico. www.sac.org.ar/paso-a-paso/evaluacion-cardiovascular-pre-deportiva/

Spine Health. Ejercicios para cervicalgia. www.spine-health.com/espanol/dolor-de-cuello/ejercicios-de-cuello-para-la-cervicalgia

TERJUNG, R. L.: Adaptaciones musculares al entrenamiento aeróbico. *Revista de Actualización en Ciencias del Deporte*. Vol. 17. 1998.

Theconversation.com Three reasons you have neck pain – and why «bad posture» probably isn't one of them. https://theconversation.com/three-reasons-you-have-neck-pain-and-why-bad-posture-probably-isnt-one-of-them-121159?fbclid=IwAR0AZuNqJ-9n5UyiG6uC5ij-7s9nssU5KQI w4ghsy3

The Departmente of Health. Australian Goverment. Australia's Physical Activity and Sedentary Behaviour Guidelines and the Australian 24-Hour Movement Guidelines. www.health.gov.au/internet/main/publishing.nsf/Content/health-pubhlth-strateg-phys-act-guidelines#npa1864

The lighting Society. Light in Focus: Human-Centred Design. www.iesanz.org/lighting-conference

The American Council on Exercise (ACE). ACE-Sponsored Research: What Is the Optimal FIT to Reduce Sedentary Behavior to Improve Cardiometabolic Health 2018 KEELING, S.M., BUCHANAN, C.A., Ph.D., y DALLECK, L.C., Ph.D., con GREEN, D.J. www.acefitness.org/education-and-resources/professional/certified/research-special-issue/6943/ace-sponsored-research-what-is-the-optimal-fit-to-reduce-sedentary-behavior-to-improve

The National Heart, Lung, and Blood Institute (NHLBI). La actividad física y el corazón. www.nhlbi.nih.gov/health-topics/espanol/la-actividad-fisica-y-el-corazon

THOMPSON, W. R., Ph.D., FACSM. (2017): ACSM's Health & Fitness Journal: Noviembre/diciembre 2017 - Volumen 21 - Tema 6 - págs. 10-19. Worldwide Survey of Fitness Trends for 2018. https://journals.lww.com/acsm-healthfitness/Fulltext/2017/11000/WORLDWIDE_SURVEY_OF_FITNESS_TRENDS_FOR_2018__The.6.aspx

TREMBLAY, M. S.; ESLIGER, D. W.; TREMBLAY, A. y COLLEY, R. (2007): Incidental movement, lifestyle-embedded activity and sleep: new frontiers in physical activity assessment. *Can J Public Health*. 2007; 98 Suppl 2: S208-S217

TYRRELL, D.J.; BLIN, M. y SONG, J., et al.: Age-Associated Mitochondrial Dysfunction Accelerates Atherogenesis [published online ahead of print, 2019 Dec 9]. *Circ Res.* 2019; 10.1161/CIRCRESA-HA.119.315644.

Todo fluye. *Mens sana in corpore sano.* https://todofluye.wordpress.com/2007/09/16/mens-sana-in-corpore-sano/

UKK Institute. Health-Enhancing Physical Activity-Time Frame of Biological Changes. www.ukkinstituutti.fi/filebank/650-terveys-liikunnan_vaikutusaika-engl.pdf

VIANA, R. B.; NAVES, J. P. A. y COSWIG, V. S., et al. (2019): Is interval training the magic bullet for fat loss? A systematic review and meta-analysis comparing moderate-intensity continuous training with high-intensity interval training (HIIT). *Br J Sports Med.* 2019; 53 (10): 655-664. https://bjsm.bmj.com/content/bjsports/53/10/655.full.pdf

WARBURTON, D. E. y BREDIN S. S. (2016): Reflections on Physical Activity and Health: What Should We Recommend?. *Can J Cardiol.* 2016; 32 (4): 495-504.

WATANABE, K.; KAWAKAMI, N.; OTSUKA, Y. y INOUE S. (2018): Associations among workplace environment, self-regulation, and domain-specific physical activities among white-collar workers: a multilevel longitudinal study. *Int J Behav Nutr Phys Act.* 2018; 15 (1): 47. 2018 May 31.

World Confederation for Physical. Mets Minuto/Semana. Como medir la actividad física. www.wcpt.org/sites/wcpt.org/files/files/wptday/17/Infographics/Spanish/MeasuringPhysicalActivity_infographic_A3_FINAL_Spanish_profprint.pdf

ZACH BUSH MD. 4 Minute Workout. www.youtube.com/watch?v=PwJCJToQmps

Otras fuentes consultadas

American College of Sport Medicine (ACSM)
Canadian Society for Exercise Physiology (CSEP)
Centros de Prevención y Control de Enfermedades (CDC)
Cornell University
Exercise is Medicine (American College of Sport Medicine, ACSM)
Instituto Nacional de Seguridad y Salud en el Trabajo (INSST)
International Ergonomics Association
Mayo Clinic
Medline plus
National Heart, Lung and Blood Institut (NIH)
Organización Mundial del trabajo (OIT)
Organización Mundial de la Salud (OMS)
Occupational Safety and Health Administration (OSHA)
UKK Institute

Páginas web consultadas

Active Working http://activeworking.com/
American College of sport Medicine www.acsm.org/
Canadian Society for Exercise Physiology (CSEP) www.csep.ca/home
Cornell University http://ergo.human.cornell.edu/culaptoptips.html
Departamento de Salud. Vida saludable Euskdadi www.euskadi.eus/go-
    bierno-vasco/vida-saludable/inicio/
Exercise is Medicine www.exerciseismedicine.org/
Ergonautas www.ergonautas.upv.es/
Ergotron tool Workspace planner www.ergotron.com/en-au/tools/
    workspace-planner

Exercise is Medicine Spain www.exerciseismedicine.org/spain/

Galicia Saludable Xunta de Galicia http://galiciasaudable.xunta.gal/ portada

Get Britain Standing http://getbritainstanding.org/start.php

International Ergonomics Association. www.iea.cc/whats/index.html

Instituto Nacional de Seguridad y Salud en el Trabajo (España) www.insst.es

Mayo Clinic www.mayoclinic.org/es-es/healthy-lifestyle/fitness/in-depth/fitness/art-20046433?p=1

Mercola. Tome control de su salud https://espanol.mercola.com/

Mugiment https://mugiment.eus/es/

Mugiment Twiiter @mugimenteuskadi https://twitter.com/mugimenteuskadi?lang=es

Medline plus. Guía para una buena postura https://medlineplus.gov/spanish/guidetogoodposture.html

Nitric oxide dump. The Best Exercise for Your Mitochondrial Health www.nitricoxidedump.com/

OSHA Ergonomics www.osha.gov/SLTC/ergonomics/ faqs.html

OSHWIKI EU Office ergonomics https://oshwiki.eu/wiki/Ergonomics_in_Office_Work

SMArT Work www.smartworkandlife.co.uk/

The lighting Society. Light in Focus: Human-Centred Design www.ie-sanz.org/lighting-conference

Spine Health www.spine-health.com/espanol/dolor-de-cuello/ejercicios-de-cuello-para-la-cervicalgia

UKK Institute; Health Promotion material in English www.ukkinstituutti.fi/en/products-services/health-promotion-material-in-english

10000 steps. Every step counts. Challenge yourself, friends and workmates to the 10,000 Steps program www. 10000steps.org.au/

7 Minute Workout www.youtube.com/watch?v=ECx YJcnvyMw

Índice